器官·疾病比较图谱

肝脏比较图谱

主 编 王廷华 胡明道 刘 佳

科 学 出 版 社

北 京

内 容 简 介

　　本书系"器官·疾病比较图谱"中的一个分册，重点展示哺乳类动物从大鼠、树鼩到恒河猴再到人的肝脏解剖学、组织学及影像学信息，同时介绍肝脏相关疾病。全书分为三篇，第一篇为正常肝脏的解剖学、组织学和影像学比较；第二篇为肝脏疾病的病理与影像特征；第三篇为肝脏移植。本书强调以临床为导向，兼顾基础，展示正常人肝脏的解剖学、组织学与影像学特征；同时注重大鼠、树鼩、恒河猴到人的横向比较。

　　本书以图为主，配以适量文字，形象、直观，可供肝病科医生、肝病领域或动物学科研和教学人员参考。

图书在版编目（CIP）数据

肝脏比较图谱 / 王廷华，胡明道，刘佳主编 . —北京：科学出版社，2018

　（器官·疾病比较图谱）

　ISBN 978-7-03-059455-6

　Ⅰ. ①肝…　Ⅱ. ①王… ②胡… ③刘…　Ⅲ. ①肝脏－人体解剖学－图谱　Ⅳ. ① R322.4-64

中国版本图书馆 CIP 数据核字（2018）第 255416 号

责任编辑：马晓伟　沈红芬 /责任校对：张小霞
责任印制：赵　博　　　　/封面设计：黄华斌

科学出版社 出版

北京东黄城根北街16号
邮政编码：100717
http://www.sciencep.com

北京画中画印刷有限公司　印刷
科学出版社发行　各地新华书店经销

*

2018年10月第 一 版　开本：787×1092　1/16
2018年10月第一次印刷　印张：9 1/4
字数：210 000

定价：88.00元
（如有印装质量问题，我社负责调换）

"器官·疾病比较图谱" 编审委员会

《肝脏比较图谱》编写人员

主　编　王廷华　胡明道　刘　佳
副主编　陈　鹏　李静娴　莫　茵　檀雅欣　薛璐璐　王家平
编　者（按姓氏汉语拼音排序）

陈　鹏[1]	寸冬云[1]	邓　峥[2]	但齐琴[3]	杜若兰[3]	樊静媛[2]
高正阳[4]	何　敏[1]	何满西[5]	何秀英[3]	侯泽健[1]	胡明道[1]
黄　金[6]	黄　强[3]	黄帅杰[7]	江　亚[8]	金　华[2]	雷　静[6]
李　为[1]	李静娴[8]	李林君[8]	梁鸿飞[1]	廖　凤[2]	刘　晨[2]
刘　飞[3]	刘　锋[1]	刘　佳[8]	刘　琼[6]	吕龙宝[9]	马　征[8]
马红雨[2]	明　月[1]	莫　茵[6]	牛瑞泽[8]	潘国庆[6]	普成华[1]
沈　勤[8]	孙　俊[8]	孙丹雄[2]	孙怀强[3]	孙学进[6]	谭　燕[2]
谭潇琼[2]	檀雅欣[8]	陀晓宇[6]	王　磊[3]	王　艳[3]	王家平[1]
王俊峰[2]	王琼仙[8]	王瑞彬[2]	王盛兰[2]	王廷华[3,8]	王洋洋[3]
温慕东[2]	徐晨阳[6]	徐彦彦[2]	许晔凯[1]	薛璐璐[8]	杨　浩[8]
杨　振[2]	杨瑞安[2]	杨霄彦[10]	杨宣涛[2]	于恒海[1]	袁　兵[2]
袁　惠[6]	岳倩宇[2]	曾传发[1]	张海波[6]	张云辉[2]	赵　方[1]
赵　伟[2]	赵晓明[11]	郑　茜[6]	钟明美[2]	钟佑爽[8]	朱　磊[1]
朱高红[6]	朱宏亮[1]	邹　宇[3]			

编者单位

1　昆明医科大学第二附属医院
2　云南省第一人民医院
3　四川大学华西医院
4　红河州第一人民医院
5　成都市第四人民医院
6　昆明医科大学第一附属医院
7　云南师范大学
8　昆明医科大学
9　中国科学院昆明动物研究所
10　内蒙古医科大学第三附属医院
11　四川大学

前　　言

　　当今，生物技术成为引领生命科学发展的"引擎"，因生物技术带来的医学革命突飞猛进，数字化和大数据的交融挑战着传统知识获取模式。图谱作为获取知识的工具，发挥着重要的作用，但不足之处在于现有图谱常常从纵向展开，难以体现围绕临床疾病的现代器官整合概念，更难以满足临床科室以器官构架为核心的疾病诊疗体系。因而构建依托临床科室、按器官横向展开、以疾病为重点并兼顾基础的图文体系十分必要。

　　《肝脏比较图谱》是"器官·疾病比较图谱"的一个分册，全书共三篇，分8章。第一篇涵盖了SD大鼠、树鼩、恒河猴与人的正常肝脏解剖学、组织学及影像学资料，为临床医务人员和研究人员提供肝脏相关基础知识。第二篇从磁共振成像（MRI）、计算机断层扫描（CT）、正电子发射断层显影技术（PET）、超声及病理方面介绍了肝囊肿、肝脓肿、肝硬化、肝脏肿瘤等肝脏疾病的特征，为临床肝病诊疗提供系统影像、病理等知识；第三篇介绍了SD大鼠、恒河猴与人的肝脏移植，为肝移植临床技能和操作提供相关基础知识。

　　本书以肝脏为核心，从解剖学、组织学、影像学和病理学方面阐述了正常肝脏和疾病状态下肝脏的特征，构建了肝脏疾病诊疗系统知识，同时提供了SD大鼠、树鼩、恒河猴和人的肝脏比较资料，充分体现了肝脏疾病比较生物学整合与临床-基础交融，可供肝病科医生、肝病领域的科研人员，以及医学院校学生参考阅读。

编　者
2018年8月

目　　录

第三篇　肝脏移植（SD大鼠、恒河猴与人）

第一篇

正常肝脏的解剖学、组织学和影像学
（SD大鼠、树鼩、恒河猴与人）

第一章　肝脏的解剖学

　　肝脏是脊椎动物（包括人类）行使代谢功能的主要器官，并在体内发挥着去毒素、储存糖原（肝糖）、分泌性蛋白质合成等功能。

　　本章以SD（Sprague-Dawley）大鼠、树鼩、恒河猴和人为观察对象，系统介绍肝脏的解剖学，并对不同种属的肝脏解剖信息进行比较。

第一节　SD大鼠肝脏解剖学

　　SD大鼠为大鼠的一个品系，1925年由美国Sprague Dawley农场用Wistar大鼠培育而成。其毛色白化，广泛用于药理、毒理、药效及非临床优良实验研究规范（GLP）实验。

　　形态：SD大鼠肝脏分膈、脏两面，膈面稍凸，脏面微凹，缘呈圆弧状。通过乳头叶离开肝门将肝脏分为腹、背两个叶片，相互交错、重叠。中叶与左中叶在镰状韧带附着处通过间质组织和血管相连；右叶与尾叶环形包裹下腔静脉（inferior vein cava，IVC）并沿IVC相互移行，在IVC左侧与乳头叶相连；尾叶呈狭长三棱锥形，锥尖指向外侧，锥底紧贴IVC。除尾叶外，其余各肝叶为薄片样结构，其中央钝厚，外缘薄锐。

　　分叶：大鼠肝脏由四大叶组成（肝右叶、中叶、肝左叶和乳头叶）。肝右叶约占全部肝脏的23%，中叶约占30%，左叶约占40%，乳头叶约占7%，整个肝脏约为体重的1/25。根据大鼠肝脏另外一种分叶的方法分为六小叶，以肝门为中心逆时针依次为乳头叶（又名乳头状突，分为两叶）、左外叶、左中叶、中叶、右叶和尾状叶。各叶均具一肝蒂，为Glisson系统和肝静脉系统出入。成年SD大鼠肝脏重量约11.913g，整体横径约4.5cm，整体纵径约3.9cm；左叶横径约1.0cm，纵径约1.9cm，厚约0.9cm；中叶横径约2.0cm，纵径约2.4cm，厚约0.9cm；右叶横径约3.7cm，纵径约2.6cm，厚约1.1cm；尾状叶横径约2.9cm，纵径约3.0cm，厚约0.4cm；乳头叶横径约1.6cm，纵径约2.1cm，厚约0.2cm。

　　位置及血供：大鼠肝脏位于横膈以后、腹腔头侧。两乳头叶嵌于胃小弯，其周缘从背腹两面夹胃小弯。左外叶左缘和食管相邻，中叶和左中叶又将几乎全部右叶和左外叶的1/2遮盖，肝下缘和十二指肠、空肠、横结肠、胰腺组织相邻。尾状叶与右肾、右肾上腺相毗邻。大鼠肝脏脉管系统主要包括Glisson系统和肝静脉。肝动脉：肝总动脉起自腹腔干动脉，向右头侧走行，继之转向腹侧，位于肝十二指肠韧带内门静脉及胆管左侧，发出胰十二指肠动脉和胃右动脉后，即延续为肝固有动脉，直达肝门，分左、右、头三支入肝实质。门静脉：由肠系膜总静脉和脾静脉汇合而成，位于肝十二指肠韧带右侧缘背方，沿途收集幽门静脉回流血。胆道：大鼠无胆囊，各肝胆管直接汇合成胆总管，在肝十二指肠韧带内，位于门静脉腹侧及肝动脉右侧，尾段被弥散的胰腺组织包绕，在十二指肠左背侧进入肠腔。IVC：肝上IVC较粗短。肝背IVC被肝中叶、左中叶及右叶、三角叶的肝组织包绕，出尾状叶后即延续为肝下IVC。第一肝门为Glisson系统入肝处，在肝外易游离各管道。肝动脉、门静脉和胆道及其分支全程相伴，在肝内三者走行基本一致。Glisson系统在肝门分为3支，分别走向左、右、头方。左支进入两乳头叶，右支入右叶前分支至尾状叶。头支较粗，分2支，分别入中叶和左外叶、左中叶。肝静脉系统与Glisson系统在肝内空间上交叉分布，出各叶肝实质时，与各叶Glisson系统距离甚近，近向背侧分别开口于IVC。两乳头叶静脉汇合后形成共干，肝组织包裹形成肝蒂，开口于IVC左侧壁；右叶、尾状叶除各有2～3支较大的静脉开口于IVC右侧壁外，另有数支微小肝静脉直接沿IVC背侧弥散汇入。左外叶二支静脉与左中叶静脉汇合后形成肝左静脉，中叶内含肝中静脉（镰状韧带附着处右侧约3mm肝实质内）和肝右静脉。大鼠第二肝门为肝背段IVC腹侧壁前部分，是肝左静脉、肝中静脉和肝右静脉开口进入IVC处。

1. SD大鼠活体肝脏（图1-1-1～图1-1-9）

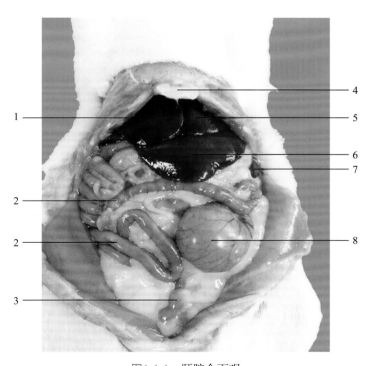

图1-1-1　肝脏全面观

1.肝中叶 middle lobe of liver　2.小肠 small intestine
3.膀胱 urinary bladder　4.剑突 xiphoid process
5.肝左中叶 left middle lobe of liver　6.肝左外叶 left lateral lobe of liver
7.脾 spleen　8.盲肠 cecum

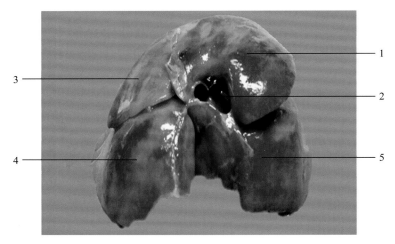

图1-1-2　肝脏上面观

1.中叶 middle lobe
2.后腔静脉 postcaval vein
3.左中叶 left middle lobe
4.左外叶 left lateral lobe
5.右叶 right lobe

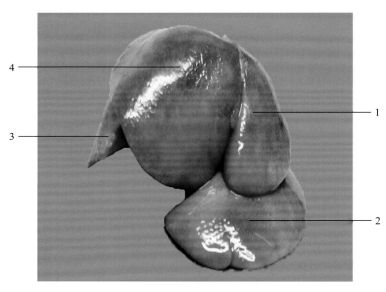

图1-1-3　肝脏下面观

1.左中叶 left middle lobe
2.左外叶 left lateral lobe
3.右叶 right lobe
4.中叶 middle lobe

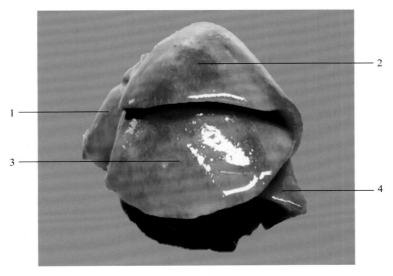

图1-1-4　肝脏左面观

1.左外叶 left lateral lobe　　　　　　　2.中叶 middle lobe
3.右叶 right lobe　　　　　　　　　　　4.尾状叶 caudate lobe

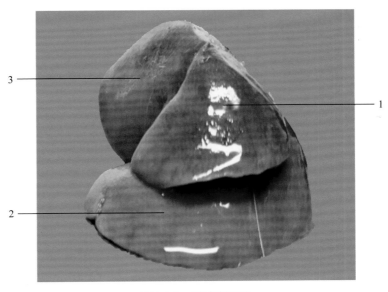

图1-1-5　肝脏右面观

1.左中叶 left middle lobe　　　　　　　2.左外叶 left lateral lobe
3.中叶 middle lobe

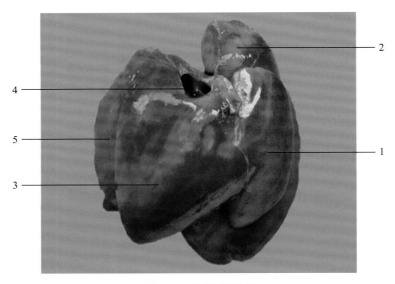

图1-1-6   肝脏前面观

1.左中叶 left middle lobe   2.左外叶 left lateral lobe
3.中叶 middle lobe   4.后腔静脉 postcaval vein
5.右叶 right lobe

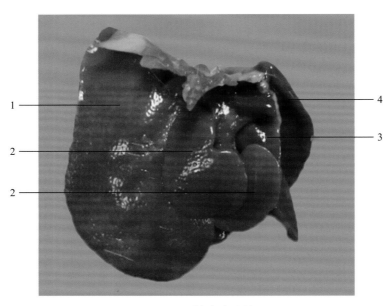

图1-1-7   肝脏后面观

1.左外叶 left lateral lobe   2.乳头状突 convex papillate
3.尾状叶 caudate lobe   4.右叶 right lobe

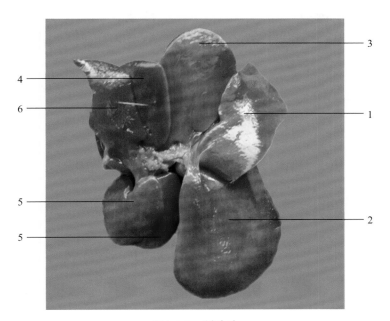

图1-1-8　肝脏叶

1. 左中叶 left middle lobe
2. 左外叶 left lateral lobe
3. 中叶 middle lobe
4. 右叶 right lobe
5. 乳头状突 convex papillate
6. 尾状叶 caudate lobe

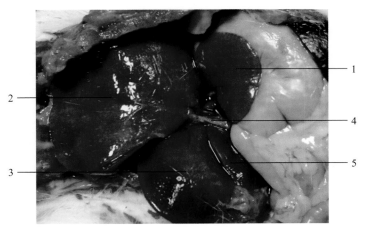

图1-1-9　Glisson系统

1. 乳头状突 convex papillate
2. 左外叶 left lateral lobe
3. 左中叶 left middle lobe
4. Glisson系统
5. 右叶 right lobe

2. SD 大鼠肝脏多聚甲醛灌注（图 1-1-10 ～图 1-1-16 ）

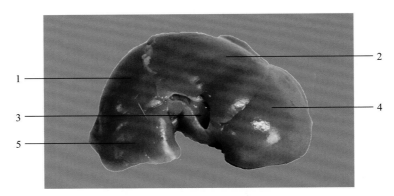

图1-1-10   肝脏上面观

1.左中叶 left middle lobe   2.中叶 middle lobe
3.后腔静脉 postcaval vein   4.右叶 right lobe
5.左外叶 left lateral lobe

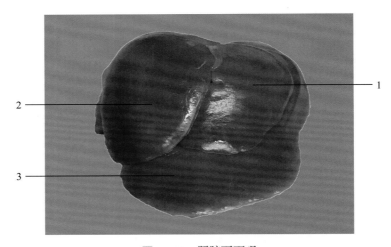

图1-1-11   肝脏下面观

1.左中叶 left middle lobe   2.左外叶 left lateral lobe
3.中叶 middle lobe

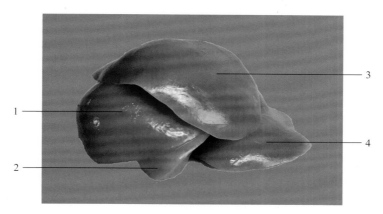

图1-1-12　肝脏左面观

1. 右叶 right lobe
2. 尾状叶 caudate lobe
3. 中叶 middle lobe
4. 左外叶 left lateral lobe

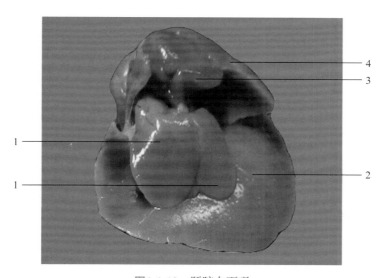

图1-1-13　肝脏右面观

1. 乳头状突 convex papillate
2. 左外叶 left lateral lobe
3. 尾状叶 caudate lobe
4. 右叶 right lobe

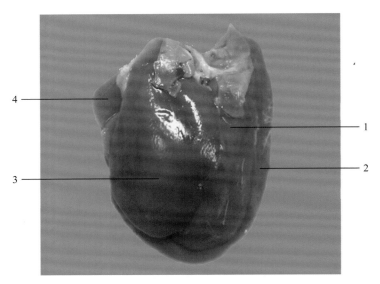

图1-1-14 肝脏前面观

1.左中叶 left middle lobe
2.左外叶 left lateral lobe
3.中叶 middle lobe
4.右叶 right lobe

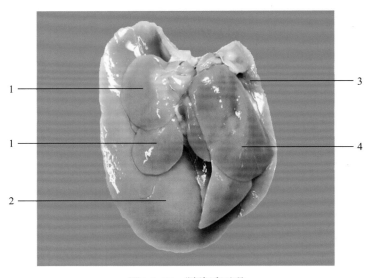

图1-1-15 肝脏后面观

1.乳头状突 convex papillate
2.左外叶 left lateral lobe
3.右叶 right lobe
4.尾状叶 caudate lobe

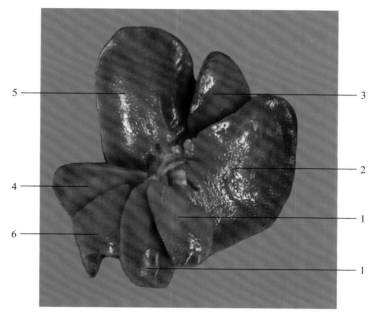

图1-1-16　肝脏叶

1.乳头状突 convex papillate
2.左外叶 left lateral lobe
3.左中叶 left middle lobe
4.右叶 right lobe
5.中叶 middle lobe
6.尾状叶 caudate lobe

第二节　树鼩肝脏解剖学

　　树鼩是一种生活于热带和亚热带地区的小型动物，体型类似松鼠，在我国云南、广西和海南等地区分布广泛。树鼩作为一种新兴的小型攀兽目动物，具有食虫目和灵长目的特征。其与人类在生理功能、生化代谢和基因组方面相似度较高。尤其树鼩较为发达的神经系统和运动能力使其在神经和运动研究方面具有较大优势。下面主要介绍与代谢有关的重要器官——肝脏。

　　分叶及形态：目前未见文献报道树鼩肝脏分叶情况，我们暂根据观察的肝脏形态、胆管和肝静脉情况将其分为5叶，具体命名参考大鼠肝脏解剖，即以肝门为中心逆时针依次为左叶、中叶、右叶、尾状叶和乳头叶。各叶均具一肝蒂，为肝静脉出入部位。左叶最大，为薄片样结构，其中央钝厚，外缘薄锐，分膈、脏两面，膈面稍凸，脏面微凹，缘呈圆弧状。其次为中叶，其与左叶在镰状韧带附着处通过间质组织和血管相连，中叶右1/3处有胆囊附着。右叶分腹、背两部分，之间肝组织相互交错、重叠，背叶呈三角形，其下段包绕下腔静脉。尾状叶呈狭长三棱锥形，锥尖指向外侧，锥底紧贴下腔静脉。

　　重量150g的成年树鼩，肝脏总重量约7.7g，体积约7.5cm³，整体横径约3.5cm，整体纵径约2.6cm，厚约1.3cm；左叶重量约3.1g，体积约3cm³，横径约2.1cm，纵径约3.7cm，厚约0.6cm；中叶（包含胆囊）重量约3.4g，体积约3cm³，横径约0.7cm，纵径约3cm，厚约0.6cm；右叶重量约0.6g，体积约1.5cm³，横径约1.5cm，纵径约1.6cm，厚约0.6cm；

乳头叶重量约1g，体积约0.6cm³，横径约0.7cm，纵径约1.2cm，厚约0.6cm；尾状叶重量约0.3g，体积约1cm³，横径约0.6cm，纵径约2.2cm，厚约0.8cm；胆囊横径约0.7cm，纵径约1.5cm，厚约0.6cm。

位置、毗邻和韧带：肝脏位于横膈以下、腹腔头侧。左叶下缘和食管相邻，肝下缘和十二指肠、空肠、横结肠、胰腺组织相邻，右叶与右肾、右肾上腺相毗邻。尾状叶偶嵌于胃小弯（2/12），与胃相毗邻。左叶与中叶之间借镰状韧带和横膈相连，左叶下缘借左三角韧带固定于腹后壁，右叶及部分中叶借助右三角韧带附着于腹后壁及下腔静脉。

胆囊、胆管：树鼩胆囊呈椭圆形，大小约7mm×3mm×2.5mm，内有墨绿色胆汁。胆囊管从胆囊尾端发出，长度为（10.0±0.5）mm，直径为（0.65±0.08）mm，附着于胆囊体下行，与肝总管［由肝左管、肝右管汇成，直径为（0.6±0.03）mm］汇合成胆总管，直径为（0.75±0.12）mm。胆总管下行（15.5±2.6）mm进入十二指肠降部。

肝脏主要血供：树鼩肝动脉发自腹腔干，均来自肝总动脉。门静脉均由肠系膜上静脉与脾静脉于胰腺下缘汇合而成。

树鼩肝脏解剖形态见图1-1-17～图1-1-25。

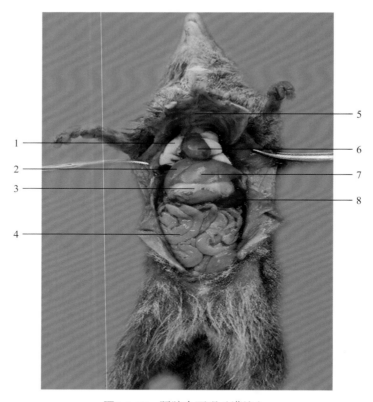

图1-1-17　肝脏全面观（灌注）

1.肺 lung
2.肝中叶 middle lobe of liver
3.胃 stomach
4.小肠 small intestine
5.胸骨 sternum
6.心脏 heart
7.肝左叶 left lobe of liver
8.脾 spleen

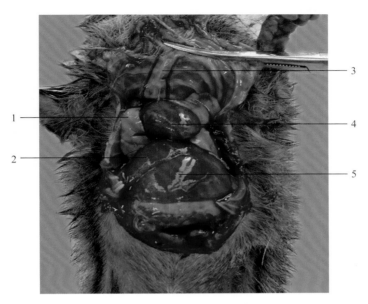

图1-1-18　肝脏全面观（活体）

1.肺 lung　　　　　　　　　　　2.肝中叶 middle lobe of liver
3.胸骨 sternum　　　　　　　　　4.心脏 heart
5.肝左叶 left lobe of liver

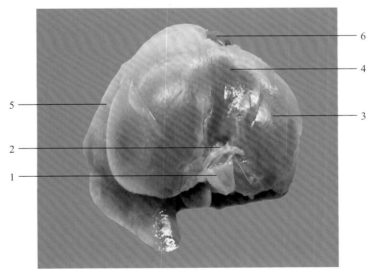

图1-1-19　肝脏上面观

1.膈肌 diaphragm　　　　　　　　2.下腔静脉 inferior vena cava
3.肝右叶 right lobe of liver　　　　4.肝中叶 middle lobe of liver
5.肝左叶 left lobe of liver　　　　　6.胆囊 gallbladder

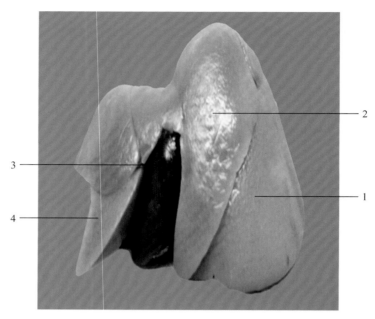

图1-1-20　肝脏下面观

1.肝左叶 left lobe of liver　　　　　　　　2.肝中叶 middle lobe of liver
3.胆囊 gallbladder　　　　　　　　　　　　4.肝右叶 right lobe of liver

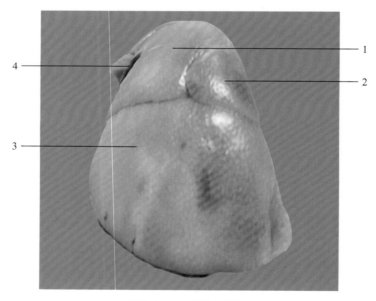

图1-1-21　肝脏左面观

1.肝右叶 right lobe of liver　　　　　　　　2.肝中叶 middle lobe of liver
3.肝左叶 left lobe of liver　　　　　　　　　4.胆囊 gallbladder

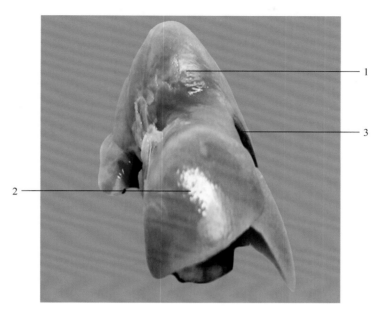

图1-1-22 肝脏右面观

1.肝左叶 left lobe of liver 2.肝中叶 middle lobe of liver
3.胆囊 gallbladder

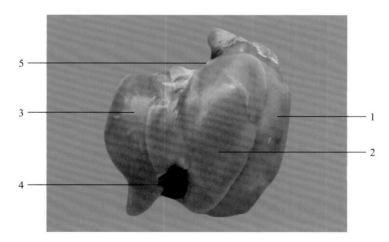

图1-1-23 肝脏前面观

1.肝左叶 left lobe of liver 2.肝中叶 middle lobe of liver
3.肝右叶 right lobe of liver 4.胆囊 gallbladder
5.下腔静脉 inferior vena cava

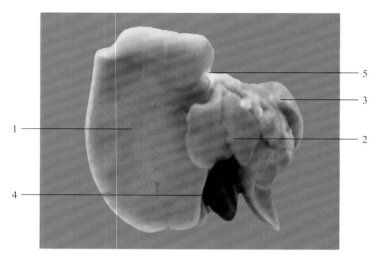

图1-1-24   肝脏后面观

1.肝左叶 left lobe of liver   2.尾状叶 caudate lobe
3.肝右叶 right lobe of liver   4.胆囊 gallbladder
5.下腔静脉 inferior vena cava

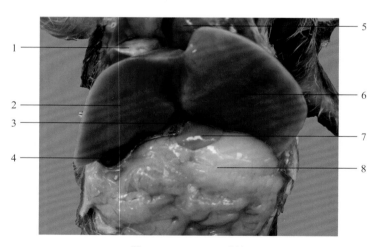

图1-1-25   Glisson系统

1.肺 lung   2.肝中叶 middle lobe of liver
3.Glisson系统   4.胆囊 gallbladder
5.心脏 heart   6.肝左叶 left lobe of liver
7.肝中叶 middle lobe of liver   8.大网膜 greater omentum

第三节　恒河猴肝脏解剖学

恒河猴属灵长目动物，适应性强，容易驯养繁殖，生理上与人类较接近，可以广泛用于各类生物医学研究。

位置：肝脏位于右上腹，隐藏在右侧膈下和肋骨深面，大部分肝脏为肋弓所覆盖，仅在腹上区、右肋弓间露出并直接接触腹前壁，肝脏上面则与膈及腹前壁相接。

形态及分叶：肝脏略呈四边形。成年恒河猴肝脏长约13.2cm，宽约6.6cm，最厚处约4.3cm，壁面隆凸呈圆弧形，凹陷形成许多压迹。叶智彰等将恒河猴的肝脏分为背侧和腹侧两部分，两部分间无实质相连，以纵裂相隔。背侧部小，为右外侧叶和尾状叶，隆凸的壁面略呈长三角形。三角形的底边纯圆，长约4.9cm；三角形的顶端向下，高约9.0cm。腹侧部相当大，壁面有横沟将其分成上、下两部，上部为右中央叶，其壁面略呈等腰三角形，脏面凹，为胃压迹；下部为左中央叶和左外侧叶，略扁，壁面呈内缘短、外缘长的等腰梯形。恒河猴门静脉可伸达肝门腹侧。

成年恒河猴肝脏重量约92.580g。左叶横径约3.4cm，纵径约6.7cm；中叶横径约6.2cm，纵径约6.5cm；右叶横径约2.4cm，纵径约6.4cm；尾状叶横径约4.3cm，纵径约6.9cm；乳头叶横径约2.8cm，纵径约2.9cm。胆囊横径约5.2cm，纵径约1.6cm。

血供：就一级分支而言，门静脉入横沟右端后均分成左、右二支（少数标本右支缺如）；各左、右支的方向也相一致，左支左进形成横部，而后转向左腹侧，成为脐部，右支则向右行。不同动物左、右二支在长度上也有共同点，即左支均远远长于右支。就二级分支来看，左支沿途发出分支，左外侧叶背、腹侧静脉均于角部分出，左内侧叶静脉由脐部分出，方叶则由门静脉横部向腹侧、脐部近侧内缘向右侧分出的小支组成，尾状叶左部则由门静脉左支横部向背侧的小支组成，恒河猴有分支走向腹侧。右支则多分为二支，分别构成右内侧叶（或称右前叶，右中央叶）静脉和右外侧叶（或称右后叶）静脉。肝动脉、肝管、门静脉均包含于门管鞘内，它们多相伴而行，故而各叶也必有门静脉的分支。总体看，所有哺乳动物（包括人）门静脉的分支是大体相似的。恒河猴门静脉分支可从比较解剖学出发予以命名。同样，恒河猴肝脏的叶、段划分也可如人体肝脏那样，以容纳肝中静脉的中裂分为左、右二叶，左叶再分为左外侧叶（段）及左内侧叶（段），恒河猴左外侧叶与左内侧叶之间仅以总鞘分出的鞘系（Hartman称之为纤维组织）相连，左外侧叶肝静脉也仅于入口处与左内侧叶肝静脉汇合，二叶（段）间无实质，故自然分开；右叶再分为右外侧叶（段）和右内侧叶（段），此二叶以其间的右段间裂划分。尾状叶的左、右部分别隶属于左、右叶，方叶与左内侧叶毗邻，也可如人体肝脏，归属于左内侧叶。如此，恒河猴全肝分成二叶、四段，与人及其他哺乳动物一致。

恒河猴肝脏解剖形态见图1-1-26～图1-1-32。

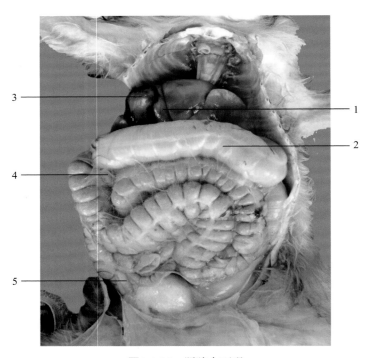

图1-1-26　肝脏全面观

1.肝 liver
2.结肠 colon
3.胆囊 gallbladder
4.大网膜 greater omentum
5.小肠 small intestine

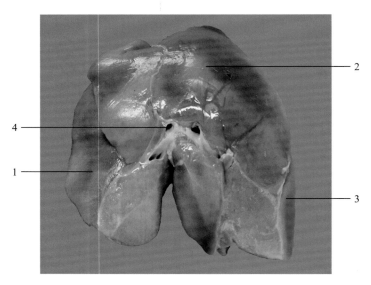

图1-1-27　肝脏上面观

1.肝左叶 left lobe of liver
2.肝中叶 middle lobe of liver
3.肝右叶 right lobe of liver
4.肝门静脉 hepatic portal vein

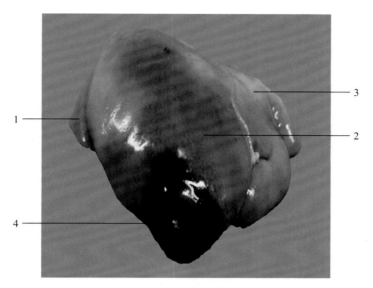

图1-1-28　肝脏下面观

1.肝右叶 right lobe of liver　　　　　　2.肝中叶 middle lobe of liver
3.肝左叶 left lobe of liver　　　　　　　4.胆囊底 fundus of gallbladder

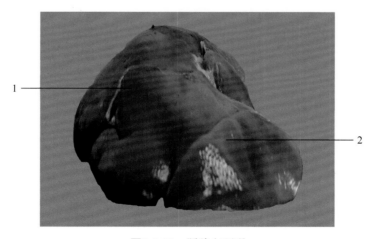

图1-1-29　肝脏左面观

1.肝中叶 middle lobe of liver　　　　　　2.肝左叶 left lobe of liver

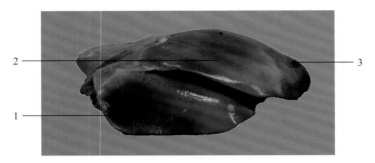

图1-1-30　肝脏右面观

1.肝右叶 right lobe of liver　　　　　　　2.肝中叶 middle lobe of liver
3.胆囊底 fundus of gallbladder

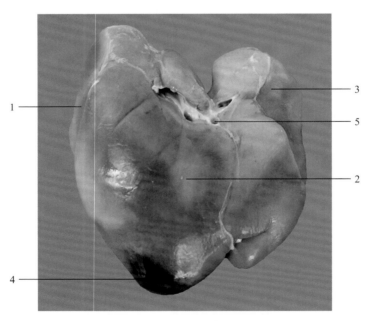

图1-1-31　肝脏前面观

1.肝右叶 right lobe of liver　　　　　　　2.肝中叶 middle lobe of liver
3.肝左叶 left lobe of liver　　　　　　　　4.胆囊底 fundus of gallbladder
5.肝门静脉 hepatic portal vein

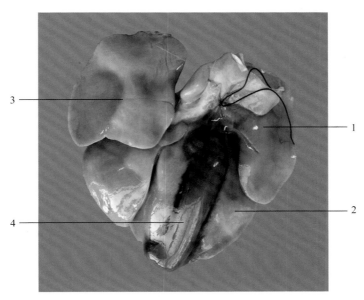

图1-1-32 肝脏后面观

1.肝右叶 right lobe of liver   2.肝中叶 middle lobe of liver
3.肝左叶 left lobe of liver   4.胆囊 gallbladder

第四节 人肝脏解剖学

　　肝脏是人体中最大的腺体，也是最大的实质性脏器，其左右径约25.8cm，前后径约15.2cm，上下径约5.6cm。正常肝呈红褐色，质地柔软。成人的肝脏重量相当于体重的2%。我国成年人肝脏的重量，男性为1230～1450g，女性为1100～1300g，占体重的1/50～1/40。胎儿和新生儿肝脏的体积相对较大，重量可达体重的1/20。肝脏呈一不规则楔形，右侧钝厚而左侧扁窄，借助韧带和腹腔内压力固定于上腹部，其大部分位于右侧季肋部，仅小部分超越前正中线达左季肋部。外观可分为膈、脏两面，膈面光滑隆凸，大部分与横膈相贴附，其前上面有镰状韧带，前下缘于脐切迹处有肝圆韧带；镰状韧带向后上方延伸并向左、右伸展称冠状韧带，冠状韧带又向左、右伸展形成左、右三角韧带，在右冠状韧带前后叶之间，有一部分肝面没有腹膜覆盖，称为肝裸区。脏面有两个纵沟和一个横沟，构成"H"形。右纵沟由胆囊窝和腔静脉窝组成，其后上端为肝静脉进入下腔静脉处，即第2肝门所在，其后下端为肝短静脉汇入下腔静脉处，此为第3肝门所在；左纵沟则由脐静脉窝和静脉韧带组成；横沟连接两纵沟，为第1肝门所在，在横沟右端伸向肝右方，常见一侧沟，称右切迹。

　　位置：肝脏位于右上腹，隐藏在右侧膈下和肋骨深面，大部分肝脏为肋弓所覆盖，仅在腹上区、右肋弓间露出并直接接触腹前壁，肝上面则与膈及腹前壁相接。从体表投影看，肝上界在右锁骨中线第5肋骨、右腋中线平第6肋骨处；肝下界与肝前缘一致，起自肋弓最低点，沿右肋弓下缘左上行，至第8、9肋软骨结合处离开肋弓，斜向左上方，至前正中线，到左侧至肋弓与第7、8软骨结合处。

分叶及分段：肝内存在明显的肝裂，依据肝裂将肝分为五叶四段。自下腔静脉左缘至胆囊窝中点的正中裂将肝脏分为左半肝和右半肝。自脉切迹至肝左静脉入下腔静脉处的左叶间裂将左半肝分为左内叶和左外叶，左段间裂将左外叶分为上下两段。肝右叶间裂将右半肝分为右前叶和右后叶，右段间裂又将右前叶、右后叶分别分为上下两段。肝脏横沟内有门静脉、肝动脉、肝管、神经及淋巴管出入，称为肝门。门静脉和肝动脉这两条血管均被包绕在结缔组织鞘内，经肝门（或称第一肝门）进入肝脏，之后以树枝分叉样分布于腺泡内。由肝腺泡边缘肝小静脉（即中央静脉）汇合成较大的肝静脉分支，最后汇合成的肝静脉主干，进入下腔静脉，称第二肝门。肝的后面肝短静脉有至少3～4条，多至7～8条小静脉注入下腔静脉，称第三肝门。

肝脏主要血供：肝脏有双重血液供应，这与腹腔内其他器官不同。肝动脉中是来自心脏的动脉血，主要供给氧气；门静脉则收集消化道的静脉血，主要供给营养。肝脏血液供应非常丰富，肝脏的血容量相当于人体总量的14%。成人肝脏每分钟血流量有1500～2000ml。肝的血管分入肝血管和出肝血管两组。入肝血管包括肝固有动脉和门静脉，属双重血管供应。出肝血管是肝静脉系。肝动脉是肝脏的营养血管，肝血供的1/4来自肝动脉，其进入肝脏后分为各级分支直至小叶间动脉，将直接来自心脏的动脉血输入肝脏，主要供给氧气。门静脉是肝脏的功能血管；肝血供的3/4来自门静脉，门静脉进入肝脏后分成各级分支直至小叶间静脉，把来自消化道含有营养的血液送至肝脏"加工"。肝血管受交感神经支配以调节血量。门静脉由脾静脉和肠系膜上静脉汇合而成。门静脉还与腔静脉间存在侧支吻合，正常情况下，这些吻合支是不开放的。由于上述血管间的联系，当肝脏某些病理因素（如肝硬化）导致门静脉循环障碍时，血流受阻，可引起脾脏淤血肿大。当侧支循环开放，如导致食管静脉淤血曲张，甚至破裂出血；如通过直肠静脉丛形成门静脉和下腔静脉吻合，可致此处静脉丛破裂导致便血；如通过脐周静脉丛形成门静脉和上、下腔静脉吻合，门静脉高压时，可出现脐周静脉怒张。肝动脉是肝脏的营养血管，内含丰富的氧和营养物质，供给肝脏的物质代谢，其血流量占肝全部血流量的20%～30%，压力较门静脉高30～40倍。门静脉是肝脏的功能血管，其血量占肝血供的70%～80%，压力较低，其血液富含来自消化道及胰腺的营养物质，当流经窦状隙时，被肝细胞吸收，再经肝细胞加工，一部分排入血液供机体利用，其余暂时储存在肝细胞内，以备需要时利用。

人肝脏解剖学形态见图1-1-33～图1-1-39。

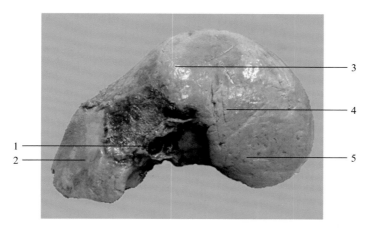

图1-1-33　肝脏上面观

1.下腔静脉 inferior vena cava　　　　2.左外叶 left lateral lobe
3.左内叶 left medial lobe　　　　　　4.右前叶 right anterior lobe
5.右后叶 right posterior lobe

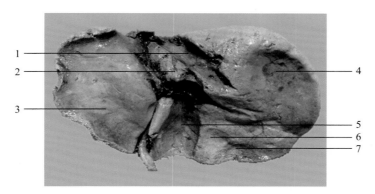

图1-1-34　肝脏下面观

1.下腔静脉 inferior vena cava　　　　2.尾状叶 caudate lobe
3.胃压迹 gastric impression　　　　　4.肾压迹 renal impression
5.胆囊位置 position of gallbladder　　6.结肠压迹 colic impression
7.十二指肠压迹 duodenal impression

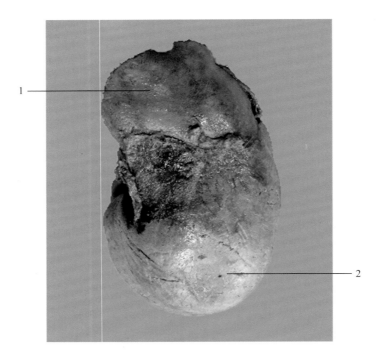

图1-1-35　肝脏左面观

1.左叶 left lobe　　　　　　　　　　　2.右叶 right lobe

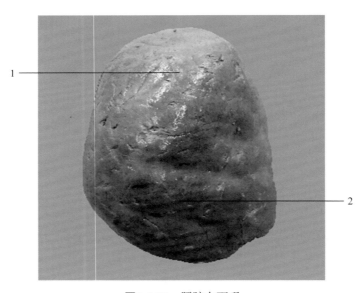

图1-1-36　肝脏右面观

1.右后叶上段 superior segment of right posterior lobe　　　　2.右后叶下段 inferior segment of right posterior lobe

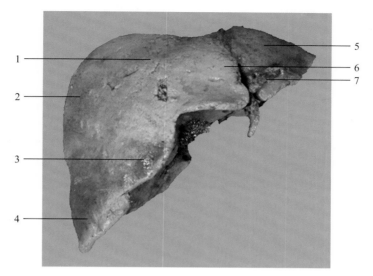

图1-1-37　肝脏前面观

1. 右前叶上段 superior segment of right anterior lobe
2. 右后叶上段 superior segment of right posterior lobe
3. 右前叶下段 inferior segment of right anterior lobe
4. 右后叶下段 inferior segment of right posterior lobe
5. 左外叶上段 superior segment of left lateral lobe
6. 左内叶 left medial lobe
7. 左外叶下段 inferior segment of left lateral lobe

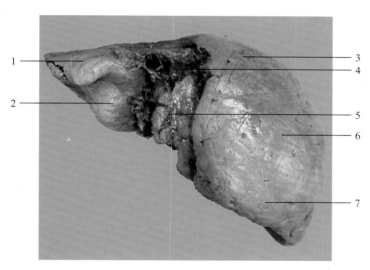

图1-1-38　肝脏后面观

1. 左外叶上段 superior segment of left lateral lobe
2. 左外叶下段 inferior segment of left lateral lobe
3. 右后叶上段 superior segment of right posterior lobe
4. 尾状叶 caudate lobe
5. 方叶 quadrate lobe
6. 右前叶上段 superior segment of right anterior lobe
7. 右后叶上段 superior segment of right posterior lobe

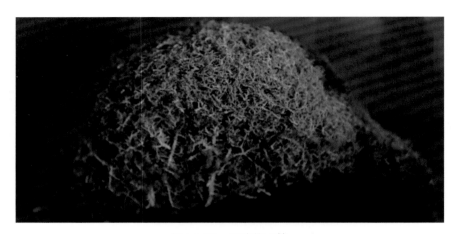

图1-1-39   肝脏的血管

第二章　肝脏的组织学

肝脏主要由肝小叶及肝门管区构成。肝小叶中央有一条沿长轴走行的中央静脉，中央静脉周围是略呈放射状排列的肝细胞和肝血窦。肝细胞是构成肝小叶的主要成分，它以中央静脉为中心单行排列、呈板状，称为肝板。肝板凹凸不平，相邻肝板吻合连接，形成迷路样结构。肝板之间为肝血窦，血窦借肝板上的孔互相通连，形成网状管道。在切片中，肝板的断面呈索状，称为肝索。肝细胞相邻面的质膜局部凹陷，形成胆小管，在肝板内胆小管也相互连接成网。

肝表面覆以致密结缔组织被膜，被膜表面大部分有浆膜覆盖。肝门处的结缔组织随门静脉、肝动脉和肝管的分支伸入肝实质，将实质分隔成50万～100万个肝小叶。

人及大部分实验动物的肝板呈单行排列，也有部分实验动物如树鼩，其肝板呈单行或双行排列。肝细胞体积较大，呈多面体形，核大而圆，居中，核仁有一至数个，部分肝细胞有双核。相比较而言，树鼩的肝细胞体积稍小，导致其核质比较大。恒河猴的肝脏与人的肝脏组织结构及超微结构十分相似。大鼠肝细胞的超微结构中常可见到过氧化氢小体。

（一）肝小叶

肝小叶是肝的基本结构和功能单位。

（1）肝细胞：电镜下肝细胞有三种不同的功能面，即血窦面、细胞连接面和胆小管面。血窦面和胆小管面有发达的微绒毛，使细胞表面积增大；相邻肝细胞之间的连接面有紧密连接、桥粒和缝隙连接等结构。

（2）肝血窦：是位于肝板之间的不规则腔隙，互相吻合、呈网状。血窦壁由内皮细胞围成，窦腔内有肝巨噬细胞。

（3）内皮细胞：细胞体上有许多大小不等的窗孔，孔上无隔膜。细胞质内吞饮小泡较多。内皮细胞外无基膜，仅见散在的网状纤维。肝血窦通透性好，血浆中除乳糜微粒外，其他大分子物质均可自由通过，这有利于肝细胞摄取血浆物质和排泌其分泌产物。

（4）胆小管：位于肝细胞之间，为由相邻的局部胞膜向各自胞质内凹陷而形成的微细小管，在肝板内连接成网格状管道。电镜观察，胆小管腔面有肝细胞形成的微绒毛，胆小管周围的肝细胞膜形成紧密连接、桥粒等连接复合体封闭胆小管。

（二）肝内血液循环

入肝的血管有门静脉和肝动脉，故肝有双重血液供应。

（1）门静脉：是肝的功能性血管，主要由胃肠等处的静脉汇合而成，含有丰富的营养物质。血量约占入肝总血量的3/4。门静脉在肝门处分为左右两支，入肝后反复分支、在肝小叶间形成小叶间静脉。小叶间静脉终末分支开口于肝血窦，将门静脉血输入肝小叶内。

（2）肝动脉：是肝的营养血管，血液含氧丰富，其血量约占入肝总血量的1/4。肝动脉的分支与门静脉的分支伴行，形成小叶间动脉，其终末分支也进入肝血窦。小叶间动脉还分出小支，供应被膜、间质和胆管。

特点：肝血窦内的血液是含有门静脉血和肝动脉血的混合血液，从小叶周边流向中央，汇入中央静脉。中央静脉汇合成小叶下静脉，它单独行于小叶间结缔组织内，其管径较大，壁较厚。小叶下静脉最后汇合成肝静脉，进入下腔静脉。

（三）肝门管区

从肝门进出的门静脉、肝动脉和肝管伴行，入肝后反复分支，行走于肝小叶间结缔组织中。切片可见肝小叶之间的结缔组织中含有上述三种管道分支，即小叶间静脉、小叶间动脉和小叶间胆管的断面，这个区域称为门管区。

（1）小叶间静脉：是门静脉的分支，管腔较大而不规则，壁薄，内皮外仅有少量散在的平滑肌。

（2）小叶间动脉：是肝动脉的分支，管径和管腔较小，管壁相对较厚，内皮外常见环行平滑肌。

（3）小叶间胆管：是肝管的分支，管壁由单层立方或低柱状上皮构成。

本章以SD大鼠、树鼩、恒河猴和人为观察对象，对肝脏的组织学进行比较。

第一节　SD大鼠肝脏组织学

SD大鼠的肝小叶分界欠清，多呈圆形或多角形；中央静脉呈圆形、分支状、不规则形状，肝板呈单层细胞排列，肝细胞中糖原空泡为1：6～1：3，核质比为1：6，细胞核呈空泡状，核仁位于细胞中间。门管区结构可见炎症细胞，有1条小叶间动脉、1条小叶间静脉、1～2条小叶间胆管。上皮细胞呈单层立方上皮，细胞核呈圆形，腔面纹状缘不明显。

SD大鼠肝脏组织学HE染色见图1-2-1～图1-2-3。

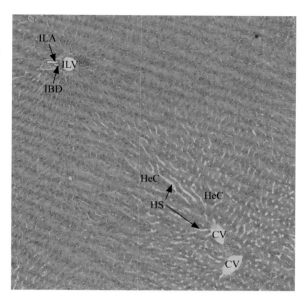

图1-2-1　HE染色（40×）

ILV. 小叶间静脉 interlobular vein
ILA. 小叶间动脉 interlobular artery
HS. 肝血窦 hepatic sinusoid

IBD. 小叶间胆管 interlobular bile duct
HeC. 肝索 hepatic cord
CV. 中央静脉 central vein

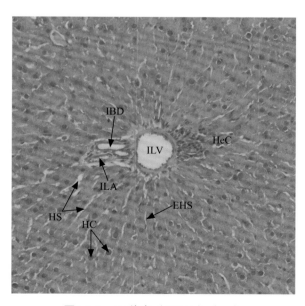

图1-2-2　HE染色（100×）（一）

ILV. 小叶间静脉 interlobular vein
ILA. 小叶间动脉 interlobular artery
HS. 肝血窦 hepatic sinusoid
EHS. 肝血窦内皮 endothelium of hepatic sinusoid

IBD. 小叶间胆管 interlobular bile duct
HeC. 肝索 hepatic cord
HC. 肝细胞 hepatocyte

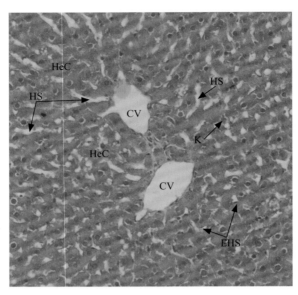

图1-2-3　HE染色（100×）（二）

HeC.肝索 hepatic cord
EHS.肝血窦内皮 endothelium of hepatic sinusoid
K.库普弗细胞 Kupffer cell

HS.肝血窦 hepatic sinusoid
CV.中央静脉 central vein

第二节　树鼩肝脏组织学

　　树鼩的肝小叶分界欠清，呈多角形；中央静脉呈圆形、分支状、不规则形状，肝板呈单层或双层细胞排列。肝细胞呈多边形，细胞质嗜酸性着色，胞质内有空泡和小腔隙，肝细胞中糖原空泡占1:4～1:3，核质比为1:6，胞质中细胞器较少，胞质壁上有许多大小不一的小孔，外无基膜。细胞核呈空泡状、中位核仁或边缘双核仁。门管区结构可见炎症细胞，有1～2条小叶间动脉、1条小叶间静脉、1～3条小叶间胆管。上皮细胞为单层立方上皮细胞，细胞核呈圆形，腔面纹状缘不明显。

　　树鼩肝脏组织HE染色见图1-2-4～图1-2-6。

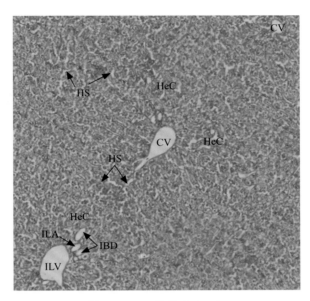

图1-2-4 HE染色（40×）

ILV. 小叶间静脉 interlobular vein
ILA. 小叶间动脉 interlobular artery
HS. 肝血窦 hepatic sinusoid

IBD. 小叶间胆管 interlobular bile duct
HeC. 肝索 hepatic cord
CV. 中央静脉 central vein

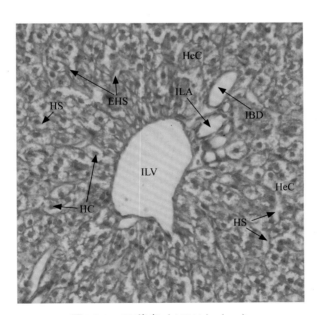

图1-2-5 HE染色（100×）（一）

HeC. 肝索 hepatic cord
EHS. 肝血窦内皮 endothelium of hepatic sinusoid
HS. 肝血窦 hepatic sinusoid
ILA. 小叶间动脉 interlobular artery

IBD. 小叶间胆管 interlobular bile duct
ILV. 小叶间静脉 interlobular vein
HC. 肝细胞 hepatocyte

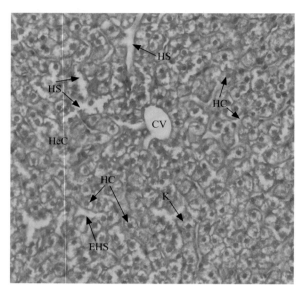

图1-2-6   HE染色（100×）（二）

HeC.肝索 hepatic cord   HS.肝血窦 hepatic sinusoid
HC.肝细胞 hepatocyte   EHS.肝血窦内皮 endothelium of hepatic sinusoid
CV.中央静脉 central vein   K.库普弗细胞 Kupffer cell

第三节　恒河猴肝脏组织学

　　恒河猴的肝小叶分界欠清，呈多角形；中央静脉呈圆形、规则，肝板呈单层细胞排列，肝细胞中糖原空泡占1∶6～1∶3，核质比为1∶6，细胞核呈空泡状，核仁位于细胞中间位置。门管区结构可见炎症细胞，有1条小叶间动脉、1条小叶间静脉、1～3条小叶间胆管。上皮细胞为单层黏液上皮细胞，细胞核呈圆形，腔面可见纹状缘。

　　恒河猴肝脏组织HE染色见图1-2-7～图1-2-9。

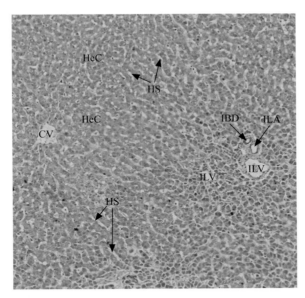

图1-2-7 HE染色（40×）

ILV.小叶间静脉 interlobular vein
ILA.小叶间动脉 interlobular artery
HS.肝血窦 hepatic sinusoid

IBD.小叶间胆管 interlobular bile duct
HeC.肝索 hepatic cord
CV.中央静脉 central vein

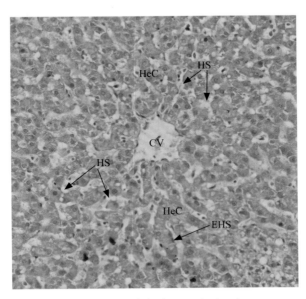

图1-2-8 HE染色（100×）（一）

HeC.肝索 hepatic cord
EHS.肝血窦内皮 endothelium of hepatic sinusoid

HS.肝血窦 hepatic sinusoid
CV.中央静脉 central vein

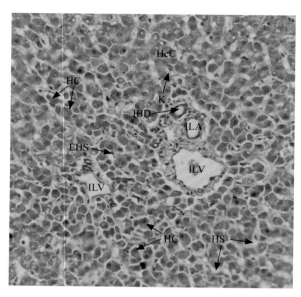

图1-2-9　HE染色（100×）（二）

ILV.小叶间静脉 interlobular vein
ILA.小叶间动脉 interlobular artery
HS.肝血窦 hepatic sinusoid
EHS.肝血窦内皮 endothelium of hepatic sinusoid

IBD.小叶间胆管 interlobular bile duct
HeC.肝索 hepatic cord
HC.肝细胞 hepatocyte
K.库普弗细胞 Kupffer cell

<h1 style="text-align:center">第四节　人肝脏组织学</h1>

　　人的肝小叶呈多角棱柱体状，长约2mm，宽约1mm。肝细胞较大，直径20～30μm，呈多面体形。光镜下，在HE染色切片中，肝细胞呈多边形。细胞核圆，居中央，着色浅，核仁1～2个。细胞质呈嗜酸性，含有糖原、脂滴等内涵物。内皮细胞扁而薄，含核的部分凸向窦腔。内皮细胞间有0.1～0.5μm的间隙。胆小管直径0.5～1.0μm。

　　人肝脏组织HE染色见图1-2-10～图1-2-12。

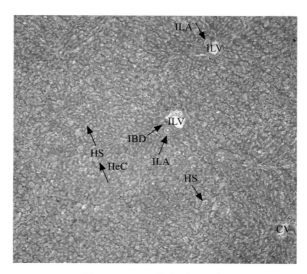

图1-2-10　HE染色（40×）

ILV.小叶间静脉 interlobular vein　　　　　IBD.小叶间胆管 interlobular bile duct
ILA.小叶间动脉 interlobular artery　　　　HeC.肝索 hepatic cord
HS.肝血窦 hepatic sinusoid　　　　　　　 CV.中央静脉 central vein

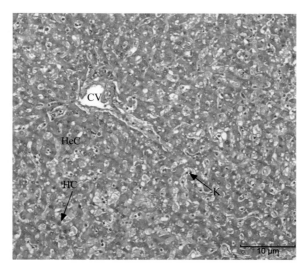

图1-2-11　HE染色（100×）（一）

CV.中央静脉 central vein　　　　　　　　HC.肝细胞 hepatocyte
HeC.肝索 hepatic cord　　　　　　　　　 K.库普弗细胞 Kupffer cell

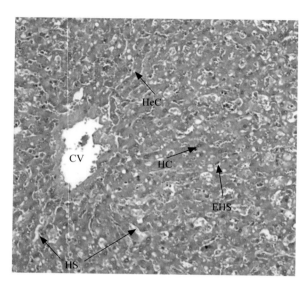

图1-2-12　HE染色（100×）（二）

HeC.肝索 hepatic cord
HC.肝细胞 hepatocyte
CV.中央静脉 central vein

HS.肝血窦 hepatic sinusoid
EHS.肝血窦内皮 endothelium of hepatic sinusoid

第三章　肝脏的影像学

近年影像学发展突飞猛进，其在临床诊断中的应用更加广泛。影像技术如X线、CT、MRI、B超及PET-CT等，在肝脏疾病的诊断，尤其是肝脏肿瘤的早期诊断和鉴别诊断、疗效评价、预后分析等方面显示出巨大的优越性，具有远大的发展前景。

计算机断层扫描（CT）是计算机与X线检查技术相结合的产物。CT图像以不同的灰度来表示，以此反映组织和器官对X线的吸收程度，能显示软组织密度差较小的组织和器官。黑影表示低吸收区，即低密度区，如含气体多的肺部；白影表示高吸收区，即高密度区，如骨骼。CT的密度分辨率高，可以更好地显示由软组织构成的器官，如脑、脊髓、纵隔、肺、肝、胆、胰及盆部器官等，并在良好的解剖图像背景上显示出病变的影像。

CT对肝脏局灶性病变的检出和对肝脏弥漫性病变（脂肪变、铁沉积和纤维化）的评估有一定价值。传统CT图像可以在一定程度上反映出肝脏病变的病理变化，如弥漫性脂肪肝导致的肝脏弥漫性的密度减低。例如，占位性病变生长增殖形成低密度的病灶实质和周围更低密度的浸润水肿带，如病变退变并沉积钙盐，形成高密度的钙化，病灶中心因营养障碍而坏死液化形成不规则的"液化腔"。螺旋CT增强扫描技术是诊断肝脏疾病诸如肝血管瘤、肝脓肿、肝转移瘤、肝癌的最有效手段。随着计算机技术和影像技术的发展，数字化三维重建技术已广泛应用于肝脏疾病的诊疗过程中，特别是应用于肝脏手术。术前基于多层螺旋CT行肝脏三维重建，虚拟手术切除，指导肝脏手术，对术中精准肝切除及术后个体化治疗具有重要的临床应用价值。

正电子发射断层成像（PET）属于核医学显像技术，是一种通过向生物体内部注入正电子放射性核素标记的化合物，而在体外测量它们的空间分布和时间特性的三维成像无损检测技术，是目前生物和医学研究以及临床诊断的核医学成像的最新进展。PET技术的基础是正负电子"湮没"所发出的成对光子的符合检测。通过将^{11}C、^{13}N、^{15}O、^{18}F等核素标记在身体所需的营养物质（如葡萄糖、氨基酸、水、氧等）或药物上，PET可以从体外无创、定量、动态地观察这些物质进入身体后的生理、生化变化，从分子水平观察代谢物或药物在正常或患病体内的分布和活动。PET图像反映的是用发射正电子的核素标记的药物在体内的生理和生化分布，以及随时间的变化。通过使用不同的药物，可以测量组织的葡萄糖代谢活性、蛋白质合成速率及受体的密度和分布等，因此PET也被称为"活体生化显像"。PET的主要优势在于能够在体外无创地"看到"活体内的生理和病理生化过程，这对于研究生命现象的本质和各种疾病发生、发展的机制非常有用。在临床上，PET特别适用于在形态学改变之前，早期诊断疾病、发现亚临床病变，以及早期、准确地评价治疗效果等。

作为肝脏糖代谢底物——葡萄糖的类似物，氟代脱氧葡萄糖（^{18}F-FDG）能示踪体内糖代谢过程，是最常用的肝脏PET-CT显像药物之一。肝脏体积大、血液供应丰富，且为糖代谢的主要器官，临床上常作为图像质量控制及疾病(尤其是发生于腹盆腔脏器的疾病)诊断的参考器官。PET-CT作为一种新的影像技术，在肝癌诊疗中发挥着越来越重要的作用；在转移性肝癌的预测复发及转移方面优于传统影像技术。PET-CT用于肝癌的诊断，除可对肝细胞肝癌进行阳性显像外，还可以通过半定量的方法测定病灶葡萄糖标准摄取值(standardized uptake value，SUV）以及肿瘤/非肿瘤肝组织的SUV比值（SUV ratio），以此判断肿瘤的病理分级。

磁共振成像（MRI）是利用原子核在磁场内发生共振所产生的信号经重建成像的一种影像技术。用特定频率的射频脉冲（RF）进行激发，作为小磁体的氢原子核吸收一定量的能而共振，即发生了磁共振现象。停止发射射频脉冲，则被激发的氢原子核把所吸收的能逐步释放出来，其相位和能级都恢复到激发前的状态，这一恢复过程称为弛豫过程，而恢复到原来平衡状态所需的时间则称为弛豫时间。弛豫时间有两种，一种是自旋-晶格弛豫时间，又称纵向弛豫时间，反映了自旋核把吸收的能传给周围晶格所需要的时间，也是90°射频脉冲质子由纵向磁化转到横向磁化之后再恢复到纵向磁化激发前状态所需时间，称T_1；另一种是自旋-自旋弛豫时间，又称横向弛豫时间，反映了横向磁化衰减、丧失的过程，即横向磁化所维持的时间，称T_2。T_2衰减是由共振质子之间相互磁化作用所引起，与T_1不同，它可引起相位的变化。获得选定层面中各种组织的T_1（或T_2）值，就可获得该层面中包括各种组织影像的图像。MRI的图像如主要反映组织间T_1特征参数时，则为T_1加权像（T_1 weighted image，T_1WI），它反映的是组织间T_1的差别；如主要反映组织间T_2特征参数时，则为T_2加权像（T_2 weighted image，T_2WI）。因此，一个层面可有T_1WI和T_2WI两种扫描成像方法。分别获得T_1WI与T_2WI有助于显示正常组织与病变组织。T_1WI有利于观察解剖结构，而T_2WI则对显示病变组织较好。

相较于CT增强扫描，MRI动态增强扫描因无辐射损伤、对比剂副作用小等优势，越来越多地被应用于肝脏疾病的诊断及鉴别诊断。由于肝脏的特殊供血系统，不同肝脏病变的供血程度不同，可以使用对比剂对肝脏疾病进行鉴别。对比剂增强技术的机制是不同病变之间血供差异导致增强特征的差异，在肝脏实质占位性病变的诊断中发挥着重要作用。在肝脏纤维化和肝硬化的诊断中，扩散加权成像不仅能直接反映肝细胞的生化代谢、水分子扩散运动，而且获得的定量指标与临床常用的肝纤维化分级、肝硬化分期标准均有较好的一致性，可为临床评价肝纤维化和肝硬化程度提供重要的参考信息。MRI动态增强技术可以量化评估病变的血液动力学特点，结合MRI形态学观察将极大地提高肝脏疾病的诊断水平。MRI增强扫描评价肿瘤坏死及原发性肝癌经导管肝动脉化疗栓塞（TACE）治疗后的效果更准确。MRI新技术相对于CT检查，具有无辐射性、软组织分辨率更高和多参数成像的优点。近年来，设备的更新、功能成像和定量技术的快速发展及肝细胞特异性造影剂的应用都大大提高了MRI在肝脏疾病评估中的应用价值。

B型超声（简称"B超"）诊断仪是目前在临床中应用最广的一种超声图象诊断装置，

能对脏器进行实时动态观察。其既可做静态检查，又可做动态检查。对于肝脏疾病的诊断检查来说，临床医师通过肝脏B超的一系列指标可判断肝脏性疾病类型。例如，肝脏B超可以准确检测出患者病毒性肝炎的种类，从而对症治疗。B超对于肝硬化、肝血吸虫病及肝内实质性占位病变等也有重要诊断价值。

第一节　SD大鼠、树鼩和恒河猴肝脏影像学

1. SD大鼠（图1-3-1～图1-3-4）

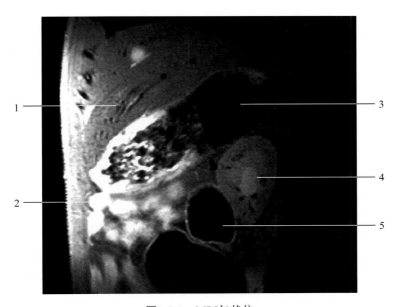

图1-3-1　MRI矢状位

1. 肝 liver
2. 小肠 small intestine
3. 胃 stomach
4. 肾 kidney
5. 大肠 large intestine

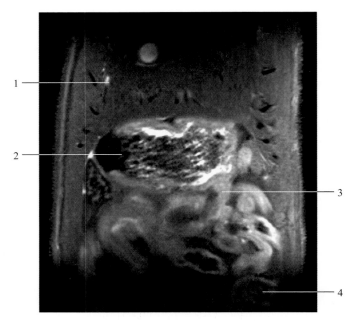

图1-3-2　MRI冠状位

1.肝 liver　　　　　　　　　　2.胃 stomach
3.小肠 small intestine　　　　　4.大肠 large intestine

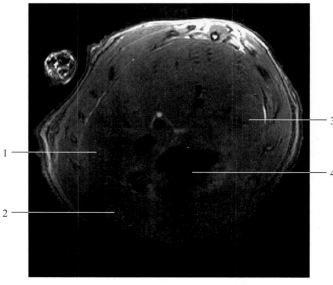

图1-3-3　MRI水平位

1.肝左叶 left lobe of liver　　　　2.脊髓 medulla spinalis
3.肝右叶 right lobe of liver　　　　4.胃 stomach

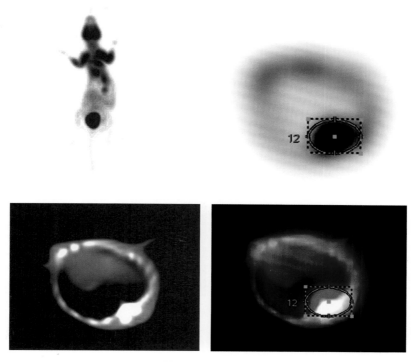

图1-3-4 PET-CT

2. 树鼩（图 1-3-5、图 1-3-6）

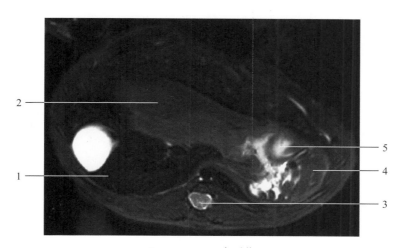

图1-3-5 MRI水平位

1. 胃 stomach   2. 肝左叶 left lobe of liver
3. 脊髓 medulla spinalis   4. 肝右叶 right lobe of liver
5. 胆囊 gallbladder

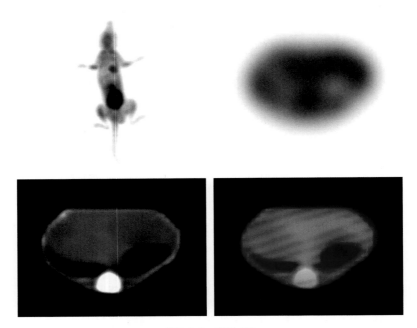

图1-3-6　PET-CT

3. 恒河猴（镜像肝）（图 1-3-7 ~ 图 1-3-11）

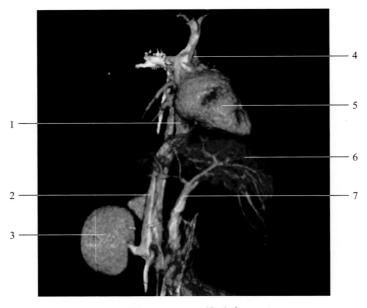

图1-3-7　CT三维重建

1. 降主动脉 descending aorta
2. 下腔静脉 inferior vena cava
3. 肾 kidney
4. 升主动脉 ascending aorta
5. 心 heart
6. 肝脏血管 blood vessel
7. 肝动脉 hepatic artery

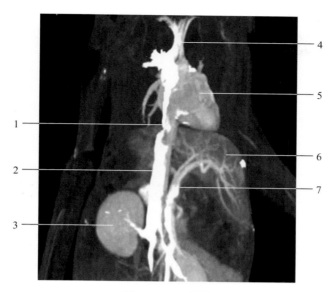

图1-3-8　CT增强

1.降主动脉 descending aorta　　　　　2.下腔静脉 inferior vena cava
3.肾 kidney　　　　　　　　　　　　4.升主动脉 ascending aorta
5.心 heart　　　　　　　　　　　　　6.肝脏血管 blood vessel
7.肝动脉 hepatic artery

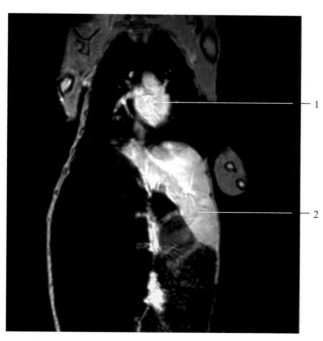

图1-3-9　MRI

1.心 heart　　　　　　　　　　　　2.肝脏 liver

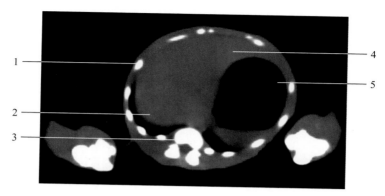

图1-3-10　PET-CT（一）

1. 肋骨 rib
2. 肝右叶 right lobe of liver
3. 椎骨 centrum
4. 肝左叶 left lobe of liver
5. 胃 stomach

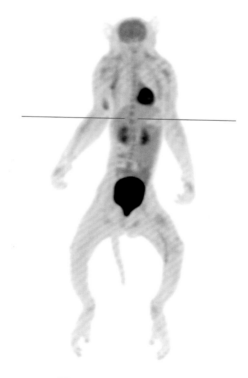

图1-3-11　PET-CT（二）

第二节　人肝脏影像学

本节主要展示人正常肝脏的影像学图片（图 1-3-12 ～图 1-3-14）。

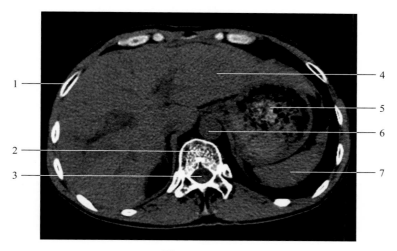

图1-3-12　CT

1.肋骨 rib
2.椎体 centrum
3.脊髓 medulla spinalis
4.肝左叶 left lobe of liver
5.胃 stomach
6.腹主动脉 aorta abdominalis
7.脾 spleen

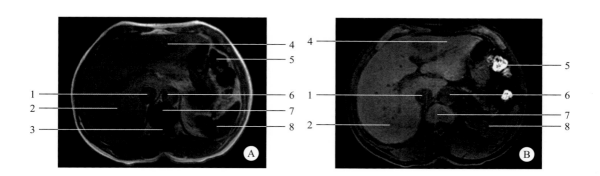

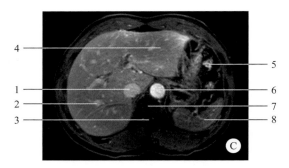

图1-3-13   MRI（A. T$_1$WI；B. T$_2$WI；C. 动脉增强期）

1. 下腔静脉 inferior vena cava   2. 肝静脉 hepatic vein
3. 脊髓 medulla spinalis   4. 肝左叶 left lobe of liver
5. 胃 stomach   6. 腹主动脉 aorta abdominalis
7. 椎体 centrum   8. 脾 spleen

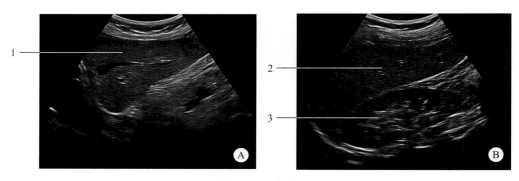

图1-3-14   超声

1. 肝左叶 left lobe of liver   2. 肝右叶 right lobe of liver
3. 肾 kidney

第二篇
肝脏疾病

第四章 肝 囊 肿

肝囊肿（cyst of liver）为常见肝内囊性病变，分为寄生虫性（如肝包虫病）和非寄生虫性肝囊肿。肝囊肿是常见的肝脏疾病，系胆管发育异常形成的小胆管丛逐渐扩大融合形成的肝囊性病变，可单发也可多发，多发肝囊肿常与肾脏、胰腺、脾脏等其他器官的多囊性病变同时存在。非寄生性肝囊肿又分为先天性、炎症性、创伤性、肿瘤性。临床多见先天性肝囊肿，多发性肝囊肿又称为多囊肝。一般认为先天性肝囊肿起源于肝内迷走的胆管，为肝内胆管和淋巴管在胚胎期的发育障碍所致，多为多发；潴留性肝囊肿为肝内某个胆小管，由于炎症、水肿、瘢痕或结石阻塞引起胆汁分泌增多，或胆汁潴留引起，多为单发。无症状的先天性肝囊肿十分常见，中年女性较多，常伴多囊肾，并且生长缓慢，小的囊肿不会引起任何症状，常在B超检查时发现。最常见的首发症状为腹围增大、腹部包块在囊肿增大时压迫胃，可引起餐后饱胀、食欲减退、恶心和呕吐等症状，还会出现腹痛、黄疸等症状。可通过临床表现、超声检查、CT检查、X线检查等诊断。

第一节 肝细粒棘球蚴包虫囊肿

肝细粒棘球蚴包虫囊肿又称肝包虫病。肝寄生虫病往往有较为典型的临床表现，包括发热、贫血、腹泻、过敏反应、肝脾大、嗜酸性粒细胞增多、肝功能损害等。寄生虫感染早期部分患者症状不明显，随着囊肿增大可扪及上腹部包块。也有少数为无症状带虫者。粪检或十二指肠引流液沉淀检查以发现虫卵为诊断依据。临床上也有不少病例是经外科剖腹探查或进行胆管手术发现虫体而确诊的。肝脏表面的白色条索状隆起及胆管增粗现象，提示有肝片形吸虫寄生的可能。

影像诊断：肝寄生虫感染时容易误诊为肝脓肿，部分易误诊为肝癌，少数寄生虫感染性炎症血管造影表现类似于肝癌的动脉"抱球征"、肿瘤染色等，可能为肝动脉在病灶部分小分支比较丰富所致，要结合临床及实验室检查综合分析。PET-CT显示寄生虫感染性病变区代谢水平升高，边界模糊不清。较大的感染性病变亦可形成脓肿。部分患者感染后无明显症状，诊断主要依靠活组织检查。

病例1　患者，男，56岁，既往有高血压病史7年，患糖尿病1年，平时服用二甲双胍控制血糖。体检发现肝脏囊肿10余年。患者10年前体检B超发现肝脏囊肿，无腹痛、黄疸、发热，未给予特殊处理，近年来体检发现囊肿逐年增大。查体：体温36.6℃，脉搏84次/分，呼吸频率21次/分，血压154/109mmHg。神志清楚，精神尚可，腹部平坦，未见胃肠型及蠕动波，无腹壁静脉曲张。腹肌软，无压痛，无反跳痛，Murphy征阴性，未触及肝、脾、肾及其他肿块。腹部叩诊呈鼓音，肝上界在右锁骨中线第五肋间。肝、肾区无叩痛，移动性浊音阴性。肠鸣音5次/分，未闻及血管杂音。诊断：①肝棘球蚴病（肝包虫病）；②胆囊结石伴慢性胆囊炎。于全麻下行右半肝切除术＋胆囊切除术。患者肝脏影像学及病理检查结果见图2-4-1～图2-4-4。

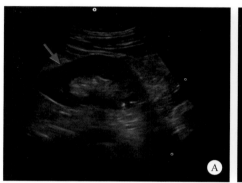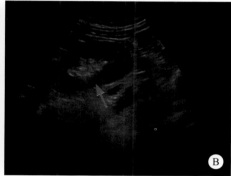

图2-4-1 腹部B超成像

肝右后叶探及一囊实混合回声结构，大小约11.7cm×12.0cm（箭头），边界清，边缘规整，其内及周边未见明显丰富血流信号

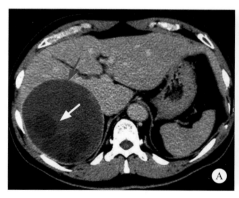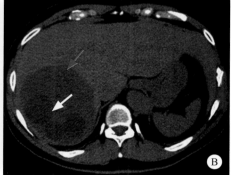

图2-4-2 CT成像

肝右叶可见大片混杂密度影，边界较清，大小约11.9cm×10.3cm×13.2cm（红色箭头）。胆囊不大，其内见一高密度灶。门静脉右支及肝右静脉受推压，白色箭头示多发子囊

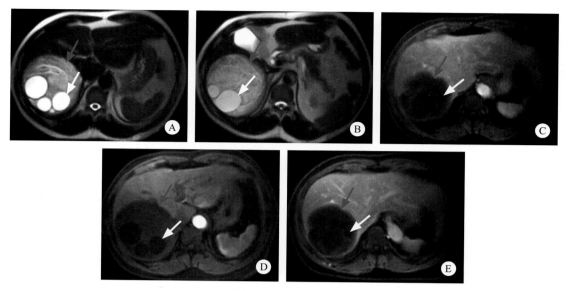

图2-4-3   MRI成像

肝实质信号于反向位减低，肝右叶可见团块状混杂信号影，大小约11.5cm×10.5cm×10.6cm，其内可见多发类圆形长T_1长T_2信号影，增强病灶边缘呈环形强化，肝右前叶可见点状长T_1长T_2信号影（A～C示T_1加权像，D、E示T_2加权像），红色箭头示囊肿，白色箭头示多发子囊

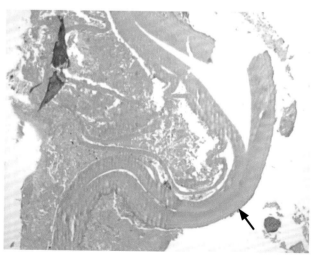

图2-4-4   病理检查

肝包虫病特殊染色结果，黑色箭头表示角化的囊壁。图示为100×

　　病例2　患者，女，33岁，既往身体健康，有肝包虫囊肿切除史。体检发现肝包虫囊肿20年，无明显诱因常于夜间出现上腹部间歇性闷痛，休息后可缓解。于医院就诊，诊断为肝包虫囊肿，经手术治疗后症状缓解。近2年来疼痛再发，性质同前，伴腰背部疼痛，无恶心、呕吐等症状。肝胆胰脾平扫+胆胰管水成像等检查示肝右叶后囊性

病变，多考虑肝包虫病。查体：体温36.5℃，脉搏87次/分，呼吸频率21次/分，血压108/77mmHg。神志清楚，精神尚可，腹部平坦，未见胃肠型及蠕动波，无腹壁静脉曲张。腹肌软，无压痛，无反跳痛，Murphy征阴性，未触及肝、脾、肾及其他肿块。腹部叩诊呈鼓音，肝上界在右锁骨中线第五肋间。肝、肾区无叩痛，移动性浊音阴性。肠鸣音5次/分，未闻及血管杂音，诊断：肝包虫病。在全身麻醉下行肝包虫内囊切除术。患者肝脏影像学及病理检查结果见图2-4-5～图2-4-8。

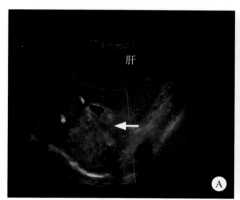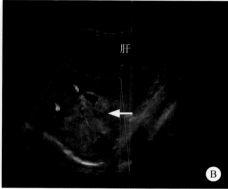

图2-4-5 超声成像

肝右后叶探及一不均质回声结构（箭头），大小约7.8cm×7.3cm，边界不清，边缘不规则，彩色多普勒血流成像（CDFI）：其内及周边未见明显血流信号

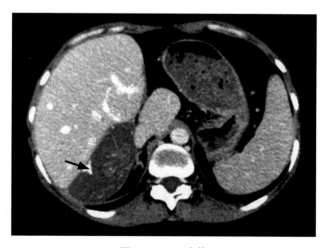

图2-4-6 CT成像

门静脉、下腔静脉、肝动静脉CT螺旋平扫＋增强＋X线计算机体层成像（上腹部）：肝右后叶见团块状实性稍低密度灶（红色箭头），大小约8.7cm×3.6cm，其内见多发不规则钙化灶（黑色箭头），增强未见明显强化

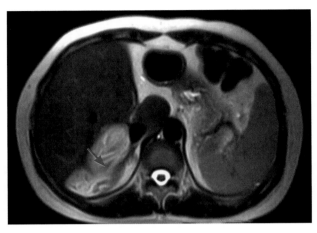

图2-4-7　MRI成像

肝胆胰脾平扫＋胆胰管水成像：肝右叶后方见囊状（箭头）稍长T₁、稍长及短T₂、混杂信号影，其内见飘带样征象，大小约3.8cm×8.1cm×7.6cm，增强后壁强化。病变推压下腔静脉，前方紧邻门静脉右支

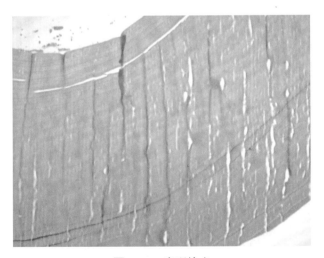

图2-4-8　病理检查

（肝）包虫病特殊染色结果。图中可见角化的囊壁。图示为100×

病例3　患者，女，57岁，既往因胆囊结石行胆囊切除术。患者1年前体检发现肝右叶包块，无发热、头晕、头痛，无胸痛、胸闷，无恶心、呕吐、反酸、嗳气、腹痛、腹泻等不适。10余天前感腹胀，到医院就诊。查体：体温36.3℃，脉搏100次/分，呼吸频率23次/分，血压120/90mmHg。神志清楚，精神尚可，腹部膨隆。未见胃肠型及蠕动波。无腹壁静脉曲张。右上腹压痛，无反跳痛。Murphy征阴性。未触及肝、脾、肾及其他肿块。腹部叩诊呈鼓音，肝上界在右锁骨中线第五肋间。肝、肾区无叩痛，无移动性浊音。肠鸣音4次/分，未闻及血管杂音。影像学检查发现肝内多发囊性病变，包虫病可能（图2-4-9～图2-4-11）。诊断：①肝棘球蚴病；②腹腔棘球蚴病。在全身麻醉下行"肝包虫内囊摘除，腹腔包虫内囊摘除术"。病理检查结果见图2-4-12。

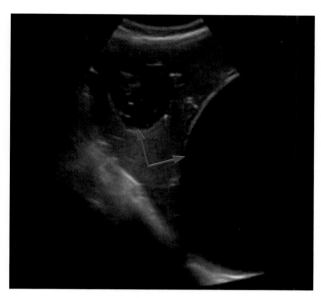

图2-4-9 超声成像

肝右叶体积增大，形态饱满，肝左叶大小、形态尚正常，肝脏包膜平整。实质回声均匀，于肝右叶探及一巨大类圆形无回声结构，大小约17.2cm×16.7cm×15.0cm，边界清，其内透声可，囊壁回声增强，似呈"双层"，最厚处约0.3cm，该结构周边血管受压；另于肝右叶下段近包膜处探及一无回声结构，大小约7.7cm×4.5cm，其内可见稍高回声分隔及多个强回声斑。箭头示包虫囊

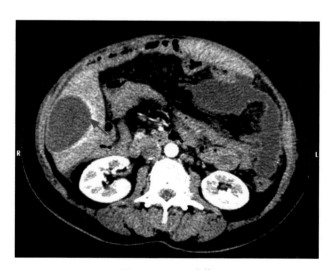

图2-4-10 CT成像

肝脏增大，肝右叶巨大类圆形低密度灶，大小约18.1cm×14.3cm×16.1cm，壁强化见双显影。同时肝右叶下段见类圆形稍低密度影，大小约6.5cm×4.8cm×6.6cm，不均匀强化。扫描野腹盆腔巨大低密度灶，壁厚并强化，其周见液体影包绕，边缘强化。腹盆腔积液并包裹。箭头示包虫囊

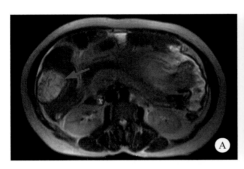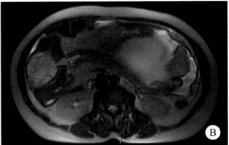

图2-4-11　MRI成像

肝右叶增大，肝右叶内见巨大囊性长T$_1$长T$_2$信号影，大小约15.4cm×15.3cm×17.5cm，边界尚清，增强可见囊壁强化，周围肝实质及胆管受压推移；肝右后叶下段见团状稍长T$_1$、T$_2$信号影，其内见条片状等T$_2$信号，大小约6.1cm×6.2cm×4.9cm，增强见囊壁增强，局部囊壁似破裂，右肝前间隙可见片状稍长T$_2$信号影。扫描野腹腔内左侧肠间隙可见片状及巨大囊性灶，信号表现同肝脏内病变，增强见边缘及囊壁强化。红色箭头示包虫囊

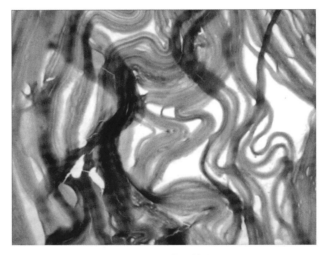

图2-4-12　病理检查

肝包虫病（肝包虫囊肿内囊），伴坏死和急慢性炎症，特殊染色结果示蜡块1：银染（＋），图示为100×

第二节　先天性肝囊肿

　　先天性肝囊肿是常见的肝脏良性疾病，是起源于胆管上皮的良性占位，由小胆管扩张演变而成，囊壁衬以分泌液体的上皮细胞，囊内液体多为清亮淡黄色或黏液。多见于30～50岁，男女比为1∶4。分为单纯性肝囊肿和多囊肝。多囊肝为遗传性疾病，根据遗传方式，又可以分为婴儿型和成人型，71%～93%的患者与多囊肾并存。

　　先天性肝囊肿多无临床症状及体征，但当囊肿增大到一定程度时，右上腹出现触及肝大或肿块，肿块与肝脏相连，表面光滑，有囊性感，无明显压迫，并可随着呼吸上下移动。患者可因邻近脏器压迫而出现餐后饱胀、恶心、呕吐及右上腹隐痛等不适症状，还可因继发感染和囊内出血出现发热和腹痛加剧。

病例1 患者，女，67岁，于10余天前无明显诱因出现右上腹疼痛，呈隐痛，放射至背部，持续数十分钟，休息后缓解，伴恶心、呕吐，呕吐3次，为内容物，无发热、气促、胸闷，无腹泻、腹胀。遂于医院就诊。查体：体温36.2℃，脉搏93次/分，呼吸频率21次/分，血压126/87mmHg。神志清楚，精神尚可，腹部平坦，未见胃肠型及蠕动波，无腹壁静脉曲张。腹肌软，无压痛，无反跳痛，Murphy征阴性，未触及肝、脾、肾及其他肿块。腹部叩诊呈鼓音，肝上界在右锁骨中线第五肋间。肝、肾区无叩痛，移动性浊音阴性。肠鸣音4次/分，未闻及血管杂音。生化全套：总蛋白63.3g/L，血清肌酐48μmol/L，载脂蛋白A 11.68g/L，血糖9.59mmol/L。诊断为"肝囊肿"。在全身麻醉下行腹腔镜下肝囊肿去顶减压术，术后给予保肝、抗炎、营养等对症支持治疗。患者肝脏影像学及病理检查结果见图2-4-13～图2-4-15。

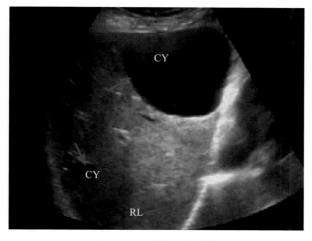

图2-4-13　腹部B超成像

肝胆脾胰双肾彩超提示：肝内探及多个无回声结构，大者约10.0cm×5.9cm，壁薄界清，其内透声可。箭头表示囊肿；RL.肝右叶；CY.囊肿

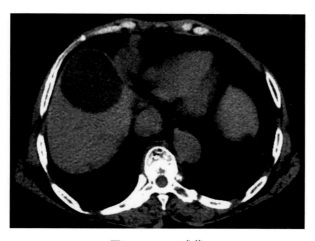

图2-4-14　CT成像

肝脏内部见多发大小不等的囊性低密度影，最大约6.0cm×9.0cm。箭头表示囊肿

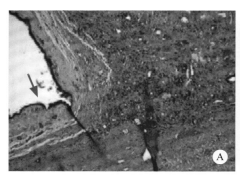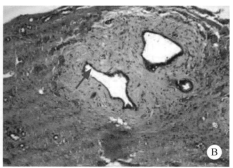

图2-4-15　病理检查

肝囊肿壁组织，考虑为胆管来源的潴留性囊肿。红色箭头表示囊肿壁，图示为100×

　　病例2　患者，男，54岁，于10余年前体检发现肝囊肿，于医院复查，行腹部B超诊断为多发性肝囊肿（图2-4-16），无恶心、呕吐，无腹胀、腹痛，无发热、寒战，无咳嗽、咳痰等症状。查体：体温36.3℃，脉搏80次/分，呼吸频率18次/分，血压178/116mmHg。神志清楚，精神尚可，腹部平坦、对称，无腹壁静脉曲张，未见胃肠型和蠕动波，腹部柔软，无压痛、无反跳痛，未触及异常肿块。肝脾未触及，肝颈静脉回流征阴性。胆囊未触及，Murphy征阴性。腹部叩诊：肝上界在右锁骨中线第五肋间，肝肾区无叩击痛，移动性浊音阴性。肠鸣音正常，4次/分。未闻及血管杂音。在全身麻醉下行腹腔镜下肝囊肿去顶减压术，术后给予保肝、抗炎等治疗。患者肝脏影像学及病理检查结果见图2-4-17、图2-4-18。

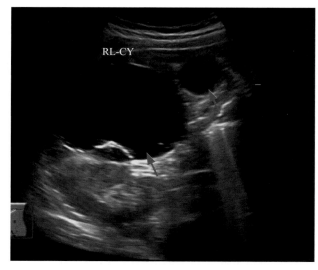

图2-4-16　超声成像

大小、形态正常，包膜平整。实质回声均匀，肝内探及多个无回声结构（箭头），大者约7.5cm×5.9cm，大者囊壁上探及多个强回声斑，长径最大值约0.7cm；RL.肝右叶；CY.囊肿

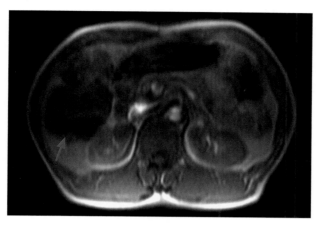

图2-4-17　MRI成像

肝脏大小、形态、各分叶比例未见明显异常，肝实质内可见多发团状长T_1、长T_2信号影，边界清楚，边缘尚规整，大者位于肝Ⅴ、Ⅵ段交界区，大小约6.51cm×6.38cm×5.49cm，其内可见多发分隔。箭头代表囊肿位置

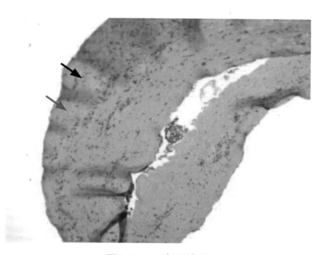

图2-4-18　病理检查

符合肝囊肿壁组织。图中可看到明显角化的囊肿壁组织（红色箭头）和大量的炎症细胞浸润（黑色箭头）。图示为100×

　　病例3　患者，女，48岁，右上腹疼痛1月余，加重10余天。患者于1个月前无明显诱因出现右上腹疼痛，呈持续性隐痛，可放射至肩背部，活动后可加重，伴疼痛、腹痛、腹泻，无恶心、呕吐、黑便，遂于医院就诊，行腹部B超、磁共振、腹部肝胆胰脾平扫，示肝脏多发囊肿（图2-4-19～图2-4-21），诊断为"肝囊肿"，行腹部穿刺引流，症状稍好转。查体：体温36℃，脉搏71次/分，呼吸频率18次/分，血压120/71mmHg。神志清楚，精神尚可，腹部平坦。未见胃肠型及蠕动波。无腹壁静脉曲张。腹肌软，无压痛，无反跳痛。Murphy征阴性。未触及肝、脾、肾及其他肿块。腹部叩诊呈鼓音，

肝上界在右锁骨中线第五肋间。肝、肾区无叩痛，无移动性浊音。肠鸣音4次/分，未闻及血管杂音。病理检查结果见图2-4-22。

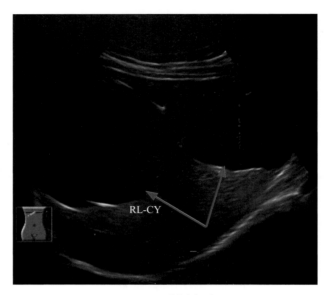

图2-4-19　肝脏超声

肝脏彩超：肝实质内探及多个无回声结构（箭头），大者约7.1cm×6.6cm，壁薄界清，其内透声好，肝内管道结构显示清晰，未见明显狭窄或扩张；RL.肝右叶；CY.囊肿

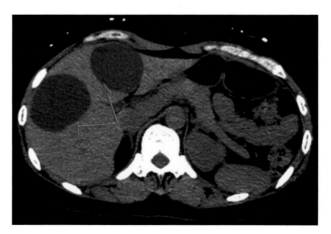

图2-4-20　CT成像

肝内多个囊性病灶（箭头）

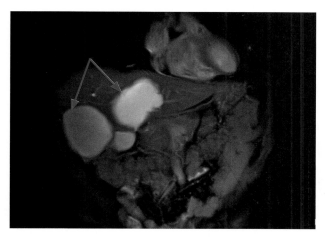

图2-4-21 MRI成像

肝实质见多发不规则长T_1长T_2信号影（箭头），大者位于肝右叶，大小约6.3cm×7.4cm×7.2cm，增强未见强化

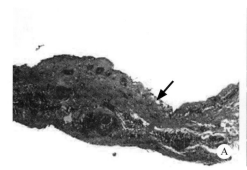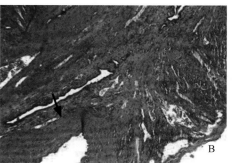

图2-4-22 病理检查

符合肝囊肿。可见囊壁增厚（黑色箭头），并有炎症细胞（红色箭头）浸润，A、B为100×

第五章 肝 脓 肿

　　肝脓肿是真菌、细菌或溶组织阿米巴原虫等多种微生物引起的肝脏的化脓性病变，死亡率高达10%～30%。肝脏内管道系统丰富（其中包括胆道系统、门脉系统、肝动静脉系统及淋巴系统），肝脏的组织结构大大增加了病原微生物寄生感染的概率。肝脓肿分为三种类型，其中细菌性肝脓肿常为多种细菌（常见的有金黄色葡萄球菌、链球菌等）所致的混合感染，约占80%，阿米巴性肝脓肿约占10%，而真菌性肝脓肿低于10%。

　　肝脓肿的典型临床表现为发热、肝区疼痛和压痛明显。发热为不规则的脓毒性发热，其中细菌性肝脓肿尤为显著。肝区持续性疼痛，多会随深呼吸及体位改变而增加。肝脏多数会有肿大（与脓肿位置有关），大多患者在肋间隙相当于脓肿处有局限性水肿及明显压痛。部分患者可出现黄疸。如有脓肿穿破至胸腔即出现脓胸，肺脓肿或穿破至腹腔发生腹膜炎。由于脓肿所在部位不同可以产生相应的呼吸系统及腹部症状。常有腹泻病史。反复多次超声检查常可发现脓肿的液性暗区；超声导引下诊断性肝穿刺，有助于确诊，一般与原发性肝癌不难鉴别。

　　血常规中白细胞及中性粒细胞升高可达$20×10^9/L$～$30×10^9/L$（细菌性肝脓肿尤为明显），阿米巴性肝脓肿患者大便中偶可找到阿米巴包囊或滋养体，酶联免疫吸附（ELISA）测定血中抗阿米巴抗体，可帮助确定脓肿的性质，阳性率可达85%～95%。

　　B超检查对诊断及确定脓肿部位有一定的诊断价值。X线检查可见右侧膈肌抬高，以及胸膜反应或积液。

　　CT检查可见单个或多个圆形或卵圆形界限清楚、密度不均的低密区，内可见气泡。增强扫描脓腔密度无变化，腔壁有密度不规则增高的强化，称为"环月征"或"日晕征"。

　　B超检查及肝穿刺：B超检查可显示肝内占位性损害的位置、大小、数目及液平面。此外，在超声引导下进行诊断性肝穿刺抽脓是确诊的重要手段。肝穿刺阿米巴性肝脓肿可抽出巧克力色脓液；细菌性肝脓肿可抽出黄绿色或黄白色脓液，培养可获得致病菌。脓液应做甲胎蛋白（AFP）测定，以除外肝癌液化。卡松尼皮试可除外肝包虫病。

第一节 细菌性肝脓肿

　　细菌性肝脓肿为全身细菌性感染，特别是腹腔内感染时，细菌可通过胆道（如胆管结石）、肝动脉（如化脓性骨髓炎）、门静脉（如坏疽性阑尾炎）侵入肝，如果患者抵抗力弱，可发生肝脓肿。此外，肝毗邻感染病灶的细菌可由淋巴系统侵入；开放性肝损伤时，细菌可直接通过伤口侵入肝，从而引起感染形成脓肿。临床上起病较急，主要表现为高热、寒战、肝大、肝区疼痛和局部压痛。细菌性肝脓肿的致病菌多为金黄色葡萄球菌、大肠埃希菌、类杆菌属、厌氧链球菌等。单个性肝脓肿体积可大可小，多个性肝脓肿的直径为数毫米至厘米不等，同时，数个脓肿可融合成一个大脓肿。根据病史、症状体征、实验室检查、超声检查及X线等其他辅助检查来诊断。

病例1 患者，男，60岁，既往有高血压病史10年，平时服用降压药，患有糖尿病1年，平时应用胰岛素、阿卡波糖控制血糖。患者因支气管炎至医院就诊，检查时发现肝脓肿、胆结石、糖尿病。在全身麻醉下行左肝部分切除＋胆囊切除术，术后给予抗炎、保肝治疗。患者肝脏影像学检查结果见图2-5-1～图2-5-3。

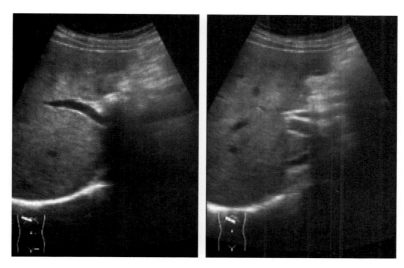

图2-5-1　腹部B超成像

肝左叶肝脓肿彩超所见：肝脏大小、形态正常，包膜平整。肝左叶探及一实性非均质稍低回声结构，大小约8.4cm×5.2cm，边界不清，形态不规则，彩色多普勒血流成像（CDFI）示其内可引出明显血流信号

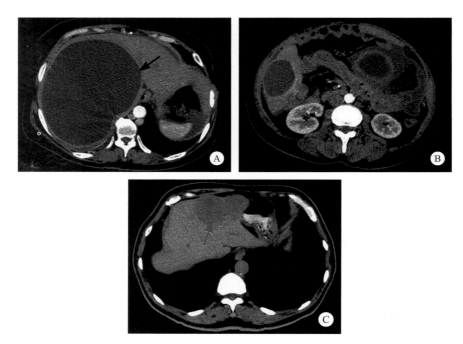

图2-5-2   CT成像

肝左叶低密度肿块，密度不均，内见多发小片更低密度灶，大小约4.3cm×8.8cm，增强后病灶周边强化，延时扫描病灶缩小，其内更低密度灶未见强化（A中黑色箭头表示肝右叶巨大囊肿，C中红色箭头表示肝脓肿）

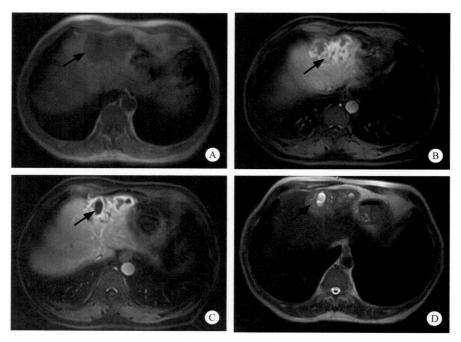

图2-5-3   MRI成像

肝左叶脓肿（箭头）病灶MRI所见：肝左叶可见多发不规则团状T_2信号影，边界欠清，大小约9.04cm×4.67cm，增强后中心部分未见强化，周边明显不均匀延迟强化；肝内另见多发类圆形长T_1、长T_2信号影，增强后未见强化

　　病例2　患者，女，37岁。患有糖尿病6年，平时服用二甲双胍控制血糖。8年前行剖宫产术。体检发现肝脓肿5天。患者10天前无明显诱因出现发热、寒战，伴腹泻，无头晕、头痛，无咳嗽、咳痰，无胸闷、心悸，皮肤巩膜无黄染。到当地医院就诊，查体：体温36.7℃，脉搏86次/分，呼吸频率17次/分，血压116/80mmHg。神志清楚，精神尚可，腹部平坦、对称，无腹壁静脉曲张，未见胃肠型和蠕动波，腹部柔软，无压痛、无反跳痛，未触及异常肿块。肝脾未触及，无压痛，肝颈静脉回流征阴性。胆囊于右肋下未触及，无触痛，Murphy征阴性。腹部叩诊：肝上界在右锁骨中线第五肋间，肝肾区无叩击痛，移动性浊音阴性。肠鸣音正常，4次/分。未闻及血管杂音。经CT检查示"肝脓肿"，在局部麻醉下行B超引导下肝脓肿穿刺置管引流术。患者术前及术后影像学检查结果见图2-5-4～图2-5-7。

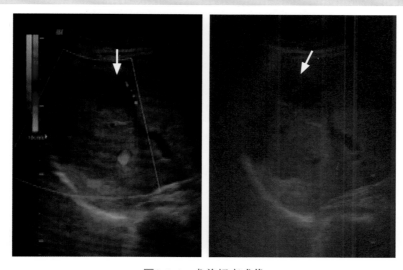

图2-5-4　术前超声成像

肝右叶探及一不均质低回声区（白色箭头），范围约8.2cm×7.6cm，边界不清，形态欠规整，其内回声不均，可见小片无回声区，范围约2.5cm×2.0cm，该区周边和其内均可引出条索状血流信号

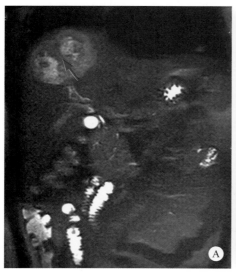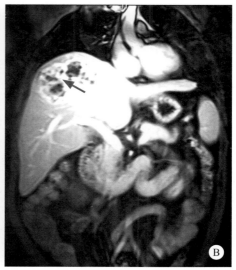

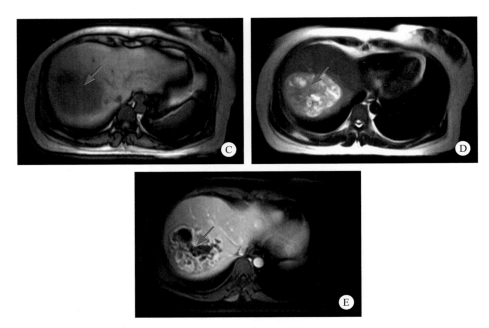

图2-5-5　术前MRI成像

A. T$_2$加权成像；B.增强后所见；C、D.冠状位图；E. T$_1$加权成像。肝右叶（Ⅶ、Ⅷ）肝脓肿病例。肝胆胰脾MRI示：肝右叶（Ⅶ、Ⅷ）见较大团块状以稍长T$_1$稍长T$_2$信号为主肿影，其内可见多发片状长T$_1$长T$_2$信号影，大小约9.25cm×7.20cm×6.18cm，边界尚清，增强后动静脉期呈分隔样明显强化，囊壁呈延迟强化。红色箭头表示肝脓肿

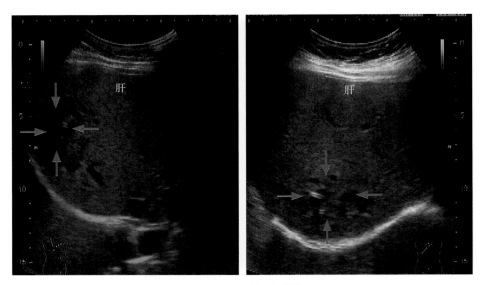

图2-5-6　术后超声成像

术后肝脓肿恢复期，超声所见：实质回声稍细密、增强，于肝右后叶探及一不均质稍低回声区（箭头），范围约5.6cm×4.7cm×4.7cm，边界不清，形态不规则，其内见引流管回声

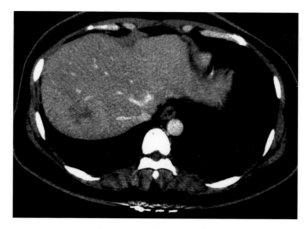

图2-5-7　术后CT成像

术后CT增强见肝右叶片状稍低密度影，边缘模糊，增强呈边缘轻度强化（箭头）

病例3　患者，男，58岁，平素身体健康。3年前于医院行脂肪瘤切除术，2个月前行胆囊切除术，1个月前在医院行数字减影（DSA）X线引导下内镜逆行胰胆管造影（ERCP）、经内镜乳头括约肌切开术（EST）、胆管取石术。术后出现反复寒战、发热，伴头痛、大汗、感乏力，无咳嗽、咳痰、腹痛、腹泻、便秘等不适。查体：体温36.5℃，脉搏82次/分，呼吸频率20次/分，血压140/96mmHg。腹部平坦、对称，可见三处手术瘢痕，无腹壁静脉曲张，未见胃肠型和蠕动波。腹部柔软，无压痛、反跳痛，Murphy征阴性。右中腹部触及小肿块（脂肪瘤？），未触及肝、脾、肾及其他肿块。腹部叩诊呈鼓音，肝上界在右锁骨中线第五肋间。肝、肾区无叩痛，移动性浊音阴性。肠鸣音4次/分，未闻及血管杂音，肝脏多发实性稍强回声团（肝血管瘤）；肝脏囊肿；胆囊术后改变声像。诊断：①脓毒血症；②肝脓肿；③肝血管瘤；④肝囊肿；⑤枕大池蛛网膜囊肿；⑥肝右动脉缺如。患者术前及术后肝脏影像学检查结果见图2-5-8～图2-5-12。

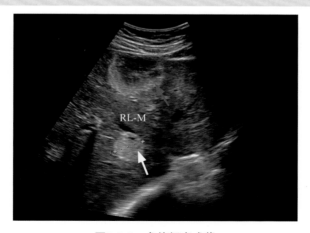

图2-5-8　术前超声成像

术前肝脓肿超声所见：肝实质内探及多个无回声结构，最大者约3.8cm×4.2cm（红色箭头），均壁薄界清，其内透声好；实质内探及多个稍高回声结构，最大者位于右前叶上段，约2.7cm×2.0cm（白色箭头，可能为血管瘤），均边界清，边缘规整，其内及周边未引出明显血流信号。RL-M.肝右叶囊肿

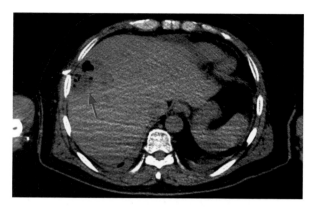

图2-5-9　术前CT成像

术前CT增强所见：肝左右叶交界区见多发斑片状低密度影灶伴其内气体影（红色箭头）

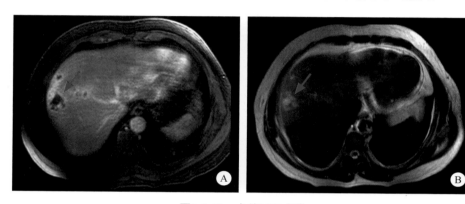

图2-5-10　术前MRI成像

术前MRI所示：A为T$_1$加权成像，B为T$_2$加权成像。肝胆胰脾平扫核磁所见：肝内多发结节状T$_1$低信号、T$_2$高信号影，边界清楚，增强扫描未见强化。肝内多发结节状片状T$_1$稍低信号、T$_2$稍高信号影，大者约51.4mm×41.0mm×47.2mm（红色箭头）

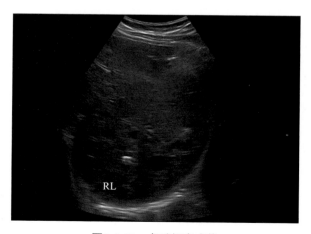

图2-5-11　术后超声成像

B超引导下肝脓肿穿刺置管引流术，术后第5天B超所见：于肝右叶探及多个无回声结构，大者约3.9cm×3.9cm，壁薄界清，其内可见分隔，透声好；肝右叶探及多个小片低无回声区，大者约1.9cm×1.5cm，形态欠规则，边界欠清。RL.肝右叶

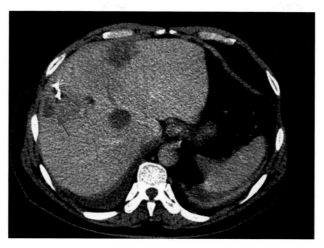

图2-5-12 术后CT成像

术后第21天上中腹部CT所见：肝内见多发低密度影，部分内见积气，右前叶较大病变内见引流管，脓肿较前缩小（红色箭头）

病例4 患者，女，29岁。右上腹胀痛1月余，伴发热10余天。患者1个月前无明显诱因出现上腹痛、乏力，伴食欲减退，腹痛为胀痛、持续性钝痛，不缓解，在当地医院就诊，腹部B超检查提示肝脏脓肿，诊断为肝脓肿，给予抗炎、抑制胃酸治疗，病情无缓解。再次入院，查体：体温36.9℃，脉搏100次/分，呼吸频率24次/分，血压101/71mmHg。神志清楚，精神尚可，腹部平坦，未见胃肠型及蠕动波，无腹壁静脉曲张。腹肌软，无压痛，无反跳痛，Murphy征阴性，未触及肝、脾、肾及其他肿块。腹部叩诊呈鼓音，肝上界在右锁骨中线第五肋间。肝、肾区无叩痛，移动性浊音阴性。肠鸣音5次/分，未闻及血管杂音。诊断为"肝脓肿"。诊疗经过：在局麻下行超声引导下经皮肝脓肿穿刺置管引流术，术后给予抗炎、保肝、补充电解质、营养支持等对症治疗。患者术前及术后影像学检查结果见图2-5-13～图2-5-15。

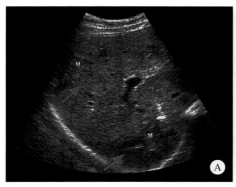
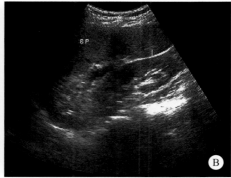

图2-5-13 术前超声成像

术前肝脓肿超声所见：肝实质内探及多个片状不均质低回声区，最大者分别为肝左叶2.8cm×1.9cm、肝右前叶7.5cm×5.0cm、肝右后叶7.7cm×4.9cm（箭头）

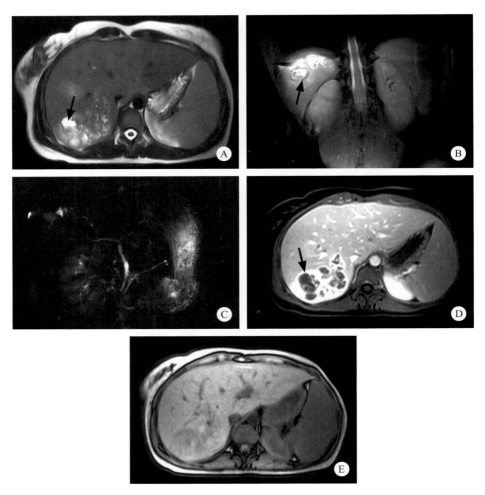

图2-5-14　术前MRI成像

术前MRI所见：A ～ E分别表示T$_2$加权成像、冠状位图、水成像图、增强后所见、T$_1$加权成像。肝右后叶可见囊实性占位（黑色箭头），内部呈长T$_1$长T$_2$信号，外部呈稍长T$_1$稍长T$_2$信号，增强扫描外周见明显强化，内部呈网格样强化

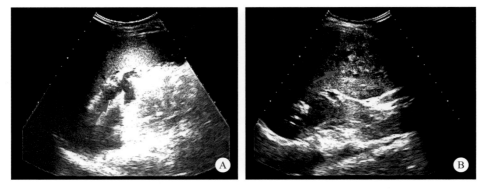

图2-5-15　术后超声成像

肝脓肿术后超声所见：肝脏实性回声不均匀，内见多发不均质回声区，最大者位于肝右叶（红色箭头），范围为6.0cm×5.8cm，脓肿较前缩小

第二节　阿米巴性肝脓肿

　　阿米巴性肝脓肿是阿米巴结肠炎的并发症，多为单发，是由溶组织阿米巴滋养体从肠道病变处经血流进入肝脏，从而造成肝坏死。在急性肝炎期会出现肝区疼痛、肝大、体温升高等症状；在肝脓肿期会出现发热、肝区疼痛、局部水肿和压痛、肝大等。可通过血象检查、肝功能检查、诊断性肝穿刺及超声检查等确诊。

　　病例　患者为老年女性，自诉1年前开始无明显诱因出现忽冷忽热，右季肋区疼痛，食欲减退，疼痛向腰背部放射，以右肩部为甚，进冷食后出现腹泻等不适就诊，行相关检查后，行肝脏穿刺，诊断为阿米巴性肝脓肿，给予口服替硝唑治疗，2个月后出现四肢乏力、酸痛等症状，未行特殊处理，后又于医院复查彩超，显示病灶继续存留。既往体健。心率106次/分，心律齐，各瓣膜听诊区未闻及病理性杂音。腹部膨隆、对称，有腹壁静脉曲张，未见胃肠型和蠕动波，腹部柔软，无压痛、无反跳痛，未触及异常肿块。肝脾未触及，胆囊未触及，Murphy征阴性。腹部叩诊：肝上界在右锁骨中线第五肋间，肝肾区无叩击痛，移动性浊音阴性。肠鸣音正常，4次/分。未闻及血管杂音。双下肢无水肿。病理征未引出。疾控中心寄生虫实验中心检查报告显示囊虫抗体（IgG）阳性。诊断为"阿米巴性肝脓肿"。患者影像学检查结果见图2-5-16、图2-5-17。

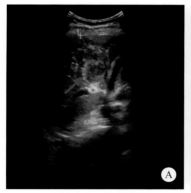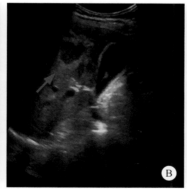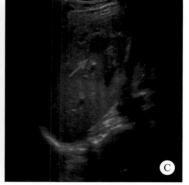

图2-5-16　超声成像

肝脏超声所见：形态、大小正常，实质回声均匀，肝内管系走行正常，肝内胆管未见扩张，肝内探及多个混杂回声结构，边界欠清，大者约6.1cm×6.8cm（S$_5$）（A、B箭头），其内可见片状液性无回声区，透声差，CDFI、彩色多普勒能量图（CDE）示包块内可引出血流信号；肝内可见多个囊性结节，大者约1.4cm×1.2cm（S$_5$）（C箭头）

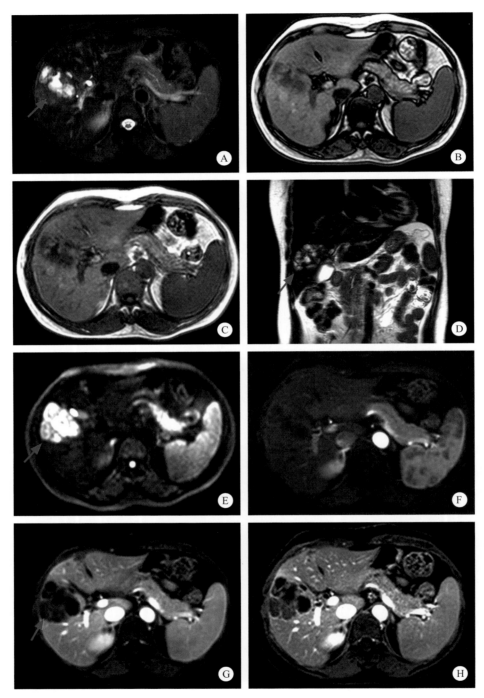

图2-5-17 MRI成像

MRI所见: A ～ H依次为T$_2$WI横断位、T$_1$WI反相位、T$_1$WI同相位、T$_2$WI冠状位、DWI、增强扫描动脉期、门脉期、延迟期。肝表面光滑,各叶比例适中,肝裂无增宽。肝右前叶及左内叶不规则团块状稍长T$_2$、T$_1$信号影,信号不均,DWI呈高信号,其内可见分隔,增强扫描壁及分隔见轻度强化。另肝实质内散在多发囊性长T$_2$、T$_1$信号影,增强扫描未见强化,较大者内径约1.2cm(箭头)。胆囊不大,囊壁平滑,囊内容物信号均匀。胰腺外形光整,实质内未见异常信号。脾脏不大,实质信号均匀、未见异常信号,增强扫描未见异常信号影

第六章 肝 硬 化

肝硬化（hepatic sclerosis）是临床常见的慢性进行性肝病，为由一种或多种病因长期或反复作用形成的弥漫性肝损害。我国大多数肝硬化患者为肝炎后肝硬化，引起肝硬化的病因很多，可分为病毒性肝炎肝硬化、循环障碍肝硬化、酒精性肝硬化、胆汁淤积性肝硬化、毒物和药物性肝硬化、代谢性和遗传肝硬化、免疫疾病肝硬化，以及营养不良性肝硬化等。肝硬化发展一般是由广泛的肝细胞坏死、残存肝细胞结节性再生、肝纤维化导致肝小叶结构破坏和假小叶形成，肝脏逐渐变形、变硬最后发展为肝硬化，分为代偿期和非代偿期。早期由于肝脏代偿功能较强，无明显症状或无症状，后期以肝功能损害和门静脉高压为主要表现，并有多系统受累，常出现上消化道出血、脾功能亢进、肝性脑病和癌变等并发症。可通过血常规、肝功能实验、X线检查和B型及彩色多普勒超声检查等诊断。

第一节 肝炎后肝硬化

肝炎后肝硬化（posthepatitic cirrhosis）以病毒性肝炎所致者为最常见，其病毒主要是乙型肝炎病毒和丙型肝炎病毒。甲型肝炎和戊型肝炎一般发病急，病程较短，恢复快，一般不发展为慢性肝炎，因而也不会转变成肝硬化。肝炎后肝硬化是指由于各种病因引起的肝脏慢性、弥漫性、进行性病变，肝脏在慢性炎性病变的刺激下在肝细胞坏死的基础上发生纤维化，并代之以纤维包绕的异常肝细胞结节（假小叶）。按结节大小分为三型：小结节性肝硬化、大结节性肝硬化、混合性肝硬化；按结节内所含腺泡功能单位主要分为三型：单腺泡性肝硬化、混合腺泡性肝硬化、多腺泡性肝硬化。临床表现为肝脏功能减退，表现为乏力、体重减轻及发热、食欲减退、上腹不适、腹胀及腹泻、出血及贫血等；门静脉高压主要表现为腹水形成、脾大等，并伴有消化道出血、电解质平衡紊乱等并发症。可通过血常规、免疫学检查、肝功能实验、X线检查、B超、内镜检查等方法来诊断。

病例1　患者，男，50岁，反复右上腹疼痛6年余。无明显诱因出现右上腹疼痛，呈间歇性，可放射至右侧背部，无牵涉痛，无恶心、呕吐、腹胀、腹泻，无反酸、嗳气，无畏寒、发热、黄疸。查体：体温36.3℃，脉搏75次/分，呼吸频率18次/分，血压118/86mmHg。神志清楚，精神尚可。腹部平坦。未见胃肠型及蠕动波。无腹壁静脉曲张。腹肌软，无压痛、反跳痛。Murphy征阴性。未触及肝、脾、肾及其他肿块。腹部叩诊呈鼓音，肝上界在右锁骨中线第五肋间。肝、肾区无叩痛，无移动性浊音。肠鸣音4～5次/分，未闻及血管杂音。行腹部B超提示：①肝弥漫性病变；②胆囊结石；③脾大。血清肿瘤标志物：甲胎蛋白96.56ng/ml。诊断：①肝炎肝硬化；②慢性乙型病毒性肝炎；③胆囊结石伴胆囊炎；④脾大；⑤副脾；⑥门静脉高压。予以拉氧头孢钠抗感染，兰索拉唑护胃，拉米夫定抗乙肝病毒、护肝等对症支持治疗，考虑患者为肝硬化门静脉高压，侧支循环建立，手术治疗存在潜在出血风险，暂不行手术治疗。患者影像学检查结果见图2-6-1～图2-6-4。

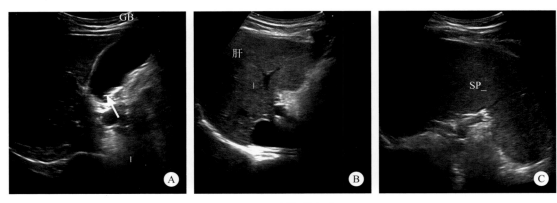

图2-6-1　肝胆胰超声

肝脏大小、形态正常，包膜欠光滑。实质回声增粗、欠均。胆囊：大小约7.1cm×2.5cm，形态正常，壁稍毛糙，胆囊内探及稍高回声物堆积，范围约1.9cm×1.3cm，可随体位改变而移动。胆汁透声好；脾脏：脾厚约5.8cm，脾长约15.0cm，体积增大，形态饱满，包膜平整，实质回声均匀，其内未见明显异常回声。近脾门区探及一类圆形等回声结构，大小约1.3cm×1.2cm，边界清，形态规整。诊断意见：①慢性肝损伤，脾大，结合病史，考虑为肝硬化；②胆囊内稍高回声物（白色箭头），胆囊泥沙样结石与沉积物待鉴别；③副脾声像；④肝外胆管显示段、胰、双肾未见明显异常声像。A为胆囊；B为肝；C为脾。GB.胆囊；SP.脾

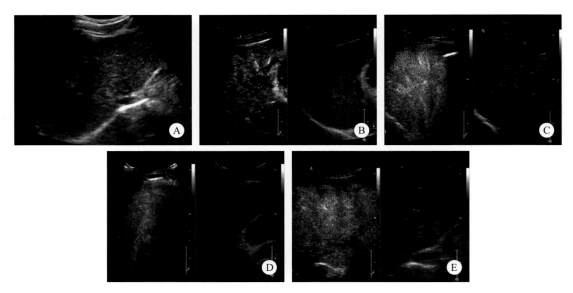

图2-6-2　超声造影

常规超声（A）示肝脏大小、形态正常，包膜欠光滑。实质回声增粗、欠均。未见明确占位。肝内管道结构显示清晰，未见明显狭窄或扩张。超声造影（B～E）：于静脉团注造影剂声诺维2.4ml，造影剂到达肝脏时间约5s，依次分别扫查肝左右叶在肝动脉期、门脉期、延时期与周围肝组织呈同步增强、同步消退，反复扫查未见明确异常增强回声区

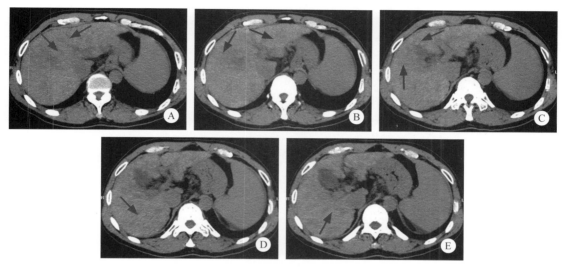

图2-6-3 肝胆胰脾CT

诊断所见：增强扫描经静脉注射碘帕醇（350）90ml，注射速度5ml/s。肝脏缩小，肝叶比例失调，左叶增大，肝裂增宽，肝边缘呈波浪状，肝实质见多发小结节影（箭头），增强动脉期未见明显异常强化灶，肝实质强化不均。胆囊不大，壁增厚，其内见多发小结节状高密度影。胰腺未见异常密度影，增强后均匀强化。脾脏增大，密度均匀，强化均匀。腹腔少量积液。门静脉主干、左右支及分支，脾静脉，肠系膜上静脉显影清楚，门静脉主干增宽，管腔通畅，未见狭窄，腔内未见充盈缺损影。食管、胃底静脉曲张，脾静脉增粗、迂曲。肝左、中、右静脉及下腔静脉显影清楚，管腔通畅，未见狭窄及充盈缺损影

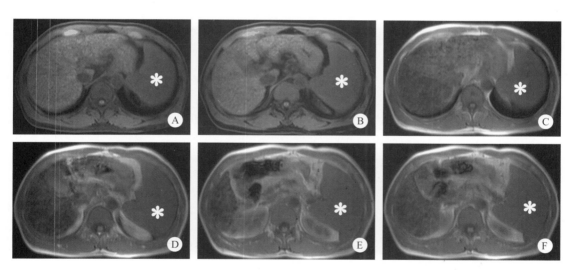

图2-6-4 肝胆胰MRI

肝脏大小、形态、各分叶比例未见明显异常，肝实质内见多发稍长T_1结节影，增强扫描动脉期未见异常早期强化结节影，肝实质呈不均匀强化。胆囊稍增大，壁增厚，胆囊内见多发小结石信号影，大者约0.8cm×0.5cm。胰腺形态信号未见明显异常。脾脏形态增大（＊），信号未见明显异常，增强扫描，脾脏未见明显异常强化，脾脏周围少量积液。诊断意见：①肝损伤征象，肝实质内多发再生结节，建议复查，必要时行肝特异性造影剂增强检查；②胆囊炎，胆囊多发小结石；③脾脏增大，脾周少量积液；④副脾

　　病例2　患者，女，42岁，既往身体状况一般。1个月前无明显诱因出现腹胀，伴有纳差、乏力，无发热、胸闷心悸、呼吸困难、呕血、黑便、意识障碍等不适，后到医院就诊，行相关检查后考虑为慢性乙肝肝硬化，给予治疗后病情无明显好转。再次入院后查体：体温36.5℃，脉搏71次/分，呼吸频率18次/分，血压115/66mmHg。神志清楚，精神欠佳。双肺呼吸音清，双肺未闻及干、湿啰音。心率71次/分，心律齐，各瓣膜听诊区未闻及病理性杂音。腹软，全腹部无压痛及反跳痛，肝脾肋下未触及，肠鸣音存在，双下肢无水肿，病理征未引出。在全身麻醉下行"脾切除术＋贲门周围血管离断术"。诊断：①肝硬化；②慢性乙型病毒性肝炎；③门静脉高压；④脾功能亢进。患者术前及术后影像学及病理检查结果见图2-6-5～图2-6-11。

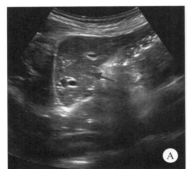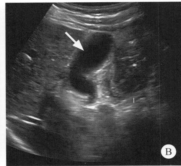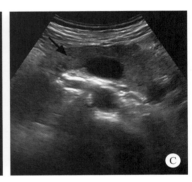

图2-6-5　术前肝胆胰B超

术前肝胆胰B超诊断所见：①肝脏（A红色箭头），肝左叶前后径约5.1cm，肝右叶斜径约12.8cm，大小、形态尚正常，包膜欠平整。实质回声增粗、紊乱。肝内管道结构显示尚清晰，未见明显狭窄或扩张。②胆囊（B白色箭头），大小、形态正常。壁毛糙。囊内未见明显异常回声，胆汁透声好。③肝外胆管，显示段管腔内未见明显异常回声。④胰腺（C黑色箭头），大小、形态正常，边缘规整。实质内未见明显异常回声。主胰管未见扩张。⑤脾脏，脾厚约6.3cm，脾长约19.3cm，体积增大、形态饱满，包膜平整，实质回声均匀，其内未见明显异常回声。脾门处脾静脉内径约1.3cm

诊断意见：①慢性肝损伤声像；②胆囊壁毛糙声像；③脾大，脾静脉内增宽声像；④肝外胆管显示段、胰未见明显异常声像

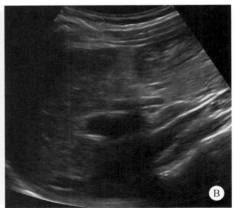

图2-6-6　术前门静脉超声

术前门静脉超声诊断所见：门静脉主干内径约1.3cm，流速约15.7cm/s，血流通畅，显示段未见明显异常回声。诊断意见：门静脉血流通畅，显示段未见明显异常声像

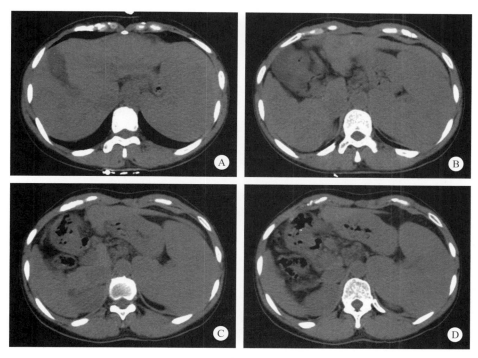

图2-6-7　术前肝胆胰CT

增强扫描经静脉注射碘佛醇（330）90ml，注射速度5ml/s。肝脏缩小，肝叶比例失调，左叶增大，肝裂增宽，肝边缘呈波浪状，Ⅷ段钙化斑影，余肝内实质未见明显异常密度影，增强未见异常强化灶。胆囊稍大，壁稍毛糙，胆囊窝积液影。胰腺未见异常密度影，增强后均匀强化。脾脏增大，密度均匀，强化均匀。腹腔少量积液。肝门区及腹膜后见个别增大淋巴结，未见肿大淋巴结及异常强化。肝动脉显影清楚，管腔通畅，未见狭窄及充盈缺损影。门静脉主干、左右支及分支，脾静脉，肠系膜上静脉显影清楚，门静脉主干增宽，管腔通畅，未见狭窄，腔内未见充盈缺损影。食管、胃底静脉曲张，脾静脉增粗、迂曲。肝左、中、右静脉及下腔静脉显影清楚，管腔通畅，未见狭窄及充盈缺损影。诊断意见：①肝硬化、脾大、门静脉高压、少量腹水；②胆囊炎；③肝门区及腹膜后见个别增大淋巴结；④肝动静脉、下腔静脉CT增强扫描（CTA）未见明显异常

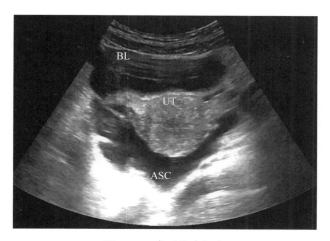

图2-6-8　术后腹水超声

腹腔肝周、脾窝、双侧髂凹及下腹部探及片状无回声区，最深处深约2.9cm，内透声尚可。诊断意见：目前腹腔少量积液声像；BL.膀胱；UT.子宫；ASC.腹水

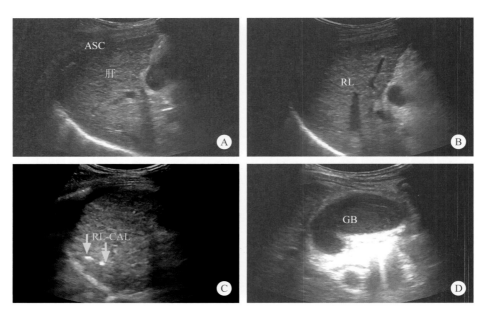

图2-6-9   术后肝胆胰B超

肝左叶敷料遮挡显示不清，仅显示部分肝右叶，部分肝右叶包膜欠平整，实质回声不均，增粗、增强，肝右叶实质内探及多个强回声斑，大者长径约0.5cm。肝内管道结构显示清晰，未见明显狭窄或扩张。胆囊颈部显示不清，部分胆囊形态正常。壁厚约0.3cm，壁毛糙。囊内见中低回声物充满，胆汁透声极差；脾脏已手术切除。诊断意见：①部分肝实质回声增粗、增强，多考虑为慢性肝损伤；②肝右叶多发钙化斑声像；③胆囊沉积物声像。ASC.腹水；RL.右肝；RL-CAL.右肝囊肿；GB.胆囊

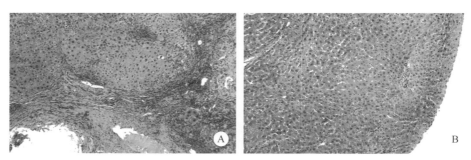

图2-6-10   术后肝病理检查

病理（线栓肝组织一块）示符合肝硬化，A、B为100×

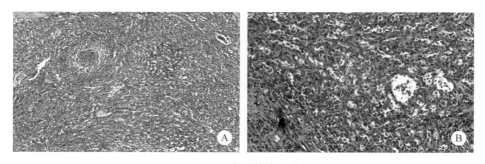

图2-6-11   术后脾病理检查

病理（全切脾脏一个）示大小约15cm×10cm×5cm，多切面切开，切面灰红、质软，未见明显结节及肿块。病理示慢性淤血性脾大，A、B为100×

病例3　患者为中年男性，因"确诊乙肝肝硬化3年，反复腹痛2年余"入院。查体：体温36.6℃，脉搏82次/分，呼吸频率18次/分，血压121/75mmHg。神志清楚，肝病面容，皮肤黏膜无明显黄染，外周浅表淋巴结未触及。患者乙肝肝硬化失代偿，脾功能亢进，无手术禁忌，于全麻下行"脾切除＋断流术＋肝组织活检术"，术后给予保肝、抗感染、补液、营养支持、输血等对症处理。患者影像学检查结果见图2-6-12、图2-6-13。

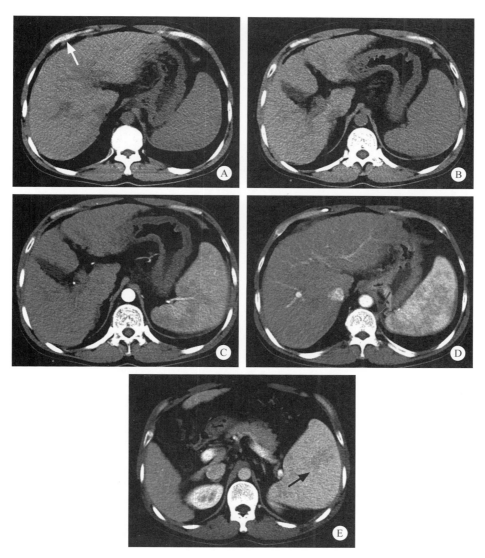

图2-6-12　CT成像

CT图（A～E）依次为：平扫、平扫、增强扫描动脉期、门脉期、延迟期。肝脏体积稍减小，肝裂增宽，肝边缘呈波浪状改变（A箭头），各叶比例失调。肝实质密度均匀，动态增强扫描均匀强化。门静脉主干增宽，脾静脉增宽，胃底静脉曲张（D箭头）。脾脏体积增大（E箭头）。诊断：①脾功能亢进；②乙肝肝硬化；③门静脉高压；④肺部感染；⑤低蛋白血症

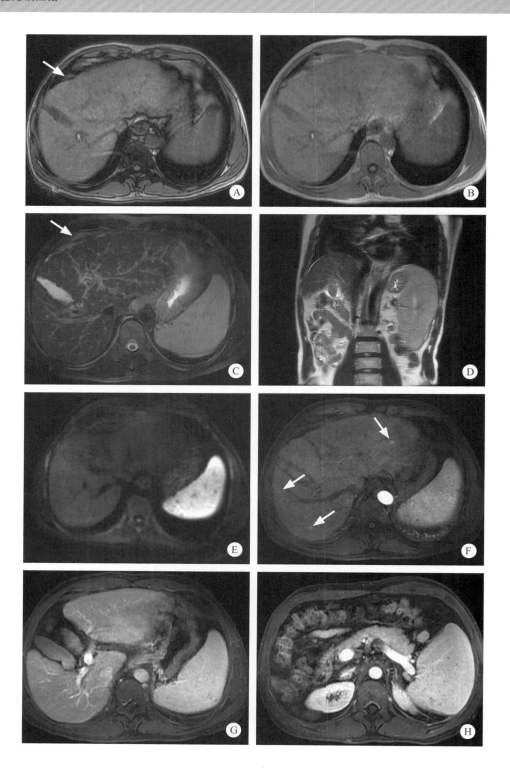

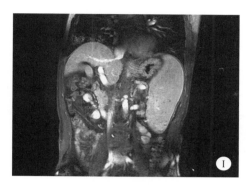

图2-6-13 MRI成像

MRI图（A～I）依次为：T_1WI同相位、T_1WI反相位、T_2WI横断位、T_2WI冠状位、DWI、增强扫描动脉期、门脉期、延迟期、延迟期冠状位。肝脏体积稍减小，肝裂增宽，肝边缘呈波浪状改变（A、C箭头），各叶比例失调。肝实质信号不均呈网格样改变，DWI未见异常信号，增强扫描动脉期多发结节状轻度强化灶（DN/RN）（F箭头），门脉期及延迟期强化程度减退，与周围强化一致。门静脉主干增宽，脾静脉增宽，胃底静脉曲张，脾脏体积增大。诊断：①脾功能亢进；②乙肝肝硬化；③门静脉高压；④肺部感染；⑤低蛋白血症

第二节 酒精性肝硬化

　　酒精性肝硬化（alcoholic cirrhosis）属于门脉性肝硬化类型，是由于长期大量饮酒导致肝细胞损害以及脂肪沉积、肝脏纤维化，最终逐步发展为肝硬化。其发生机制一般为饮酒导致肝脏损伤、免疫反应紊乱，最后胶原代谢紊乱及肝硬化形成。其发病进程一般为酒精性脂肪肝—酒精性肝炎—酒精性肝硬化。酒精性肝硬化与营养状况、损伤肝脏药物、是否合并乙型肝炎病毒（HBV）或丙型肝炎病毒（HCV）感染有关。此外，酒精性肝硬化的发生与饮酒者的性别、饮酒方式等有关，饮酒者中女性为多发。酒精性肝硬化伴有上消化道大量出血、感染、门静脉血栓形成、肝性脑病等并发症。临床表现一般为早期常无症状，后可出现食欲不振、体重减轻、腹痛、乏力、面色灰黯、毛细血管扩张、蜘蛛痣、肝掌等症状，失代偿期可出现黄疸、水肿、腹水、皮肤黏膜和上消化道出血等。可通过B超、CT和MRI检查，以及腹水检查、门静脉压力测定、内镜检查、肝功能实验等方法诊断。

　　病例1　患者为中年男性，既往患有酒精性肝病。患者1个月前饮酒后出现腹胀，进行性加重，无腹痛，无呕血黑便，伴有纳差、乏力，但患者未戒酒，每日持续饮酒，小便量减少，颜色加深，并巩膜黄染，症状逐渐加重，未行特殊处理，伴有头昏、乏力、双上肢颤抖、双下肢水肿，无昏厥，查体：体温36.6℃，脉搏106次/分，呼吸频率21次/分，血压112/72mmHg。神志清楚，精神尚可。腹部膨隆、对称，有腹壁静脉曲张，未见胃肠型和蠕动波，腹部柔软，无压痛、无反跳痛，未触及异常肿块。肝脾未触及。胆囊未触及，Murphy征阴性。腹部叩诊：肝上界在右锁骨中线第五肋间，肝肾区无叩击痛，移动性浊音阳性。肠鸣音4次/分。未闻及血管杂音。双下肢轻度水肿。病理征未引出。血常规：白细胞（WBC）7.23×10^9/L，中性粒细胞（N）62.7%，红细胞（RBC）2.78×10^{12}/L，血红蛋白（HGB）97g/L，血小板（PLT）146×10^9/L。予以保肝、利尿、补充优质蛋白、营养支持、补钾维持电解质平衡等对症支持治疗。诊断

为：①酒精性肝硬化；②门静脉高压；③脂肪肝；④腹腔积液。患者影像学检查结果见图2-6-14～图2-6-17。

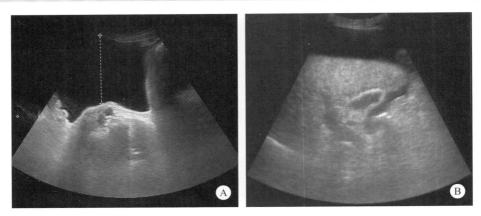

图2-6-14　腹部超声

腹部超声示：①肝脏实质增粗、增强、不均匀；②胆囊形态正常，壁稍厚、毛糙，胆汁透声差；③腹腔大量积液。考虑为弥漫性肝损伤、腹腔积液

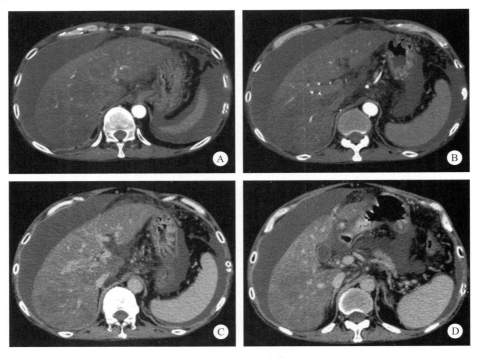

图2-6-15　CT成像

上腹部，门静脉平扫、增强，CT三维重建、血管X线计算机体层成像。影像学所见：增强扫描经静脉注射碘普罗胺（370）100ml，注射速度5ml/s。肝脏缩小，肝脏比例失调，左叶增大，肝裂增宽，肝边缘呈波浪状，肝实质密度明显减低，增强未见异常强化灶，胆囊不大，胰头钩突密度稍低，其余胰腺未见异常密度影，增强后均匀强化，脾脏稍大，密度均匀，强化均匀，腹腔大量积液，扫描野内腹腔未见肿大淋巴结。门静脉主干、左右支及分支，脾静脉肠系膜上静脉显影清楚，管腔通畅，未见狭窄，腔内未见充盈缺损影，食管、胃底静脉曲张。肝左、中、右静脉及下腔静脉显影清楚，管腔通畅，未见狭窄及充盈缺损影。影像学诊断：①肝硬化、脾大、门静脉高压、腹腔积液；②重度脂肪肝；③胰头钩突密度稍低，占位性病变待排除，请结合其他检查；④右侧胸腔少量积液；⑤肝静脉、下腔静脉CTA未见明显异常

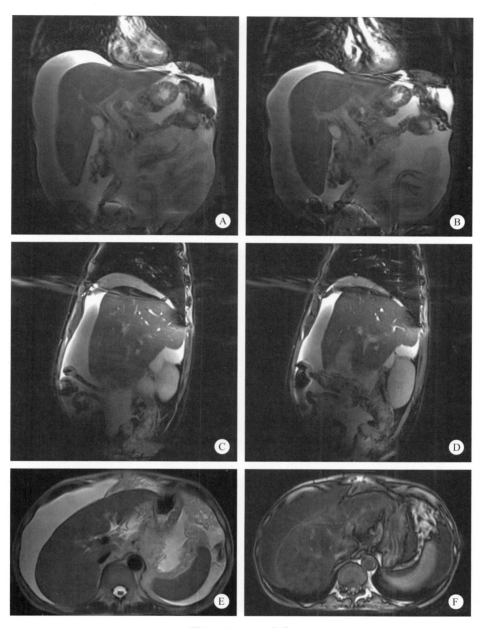

图2-6-16 MRI成像

MRI（平扫）所见：①肝脏右叶缩小，左外叶增大，方叶缩小，肝实质内可见多发小结节样长T₁等长T₂信号；②门静脉主干增宽；③腹腔内见大量液体信号影。考虑：①肝硬化，肝多发再生结节征象；②门静脉高压；③腹腔大量积液

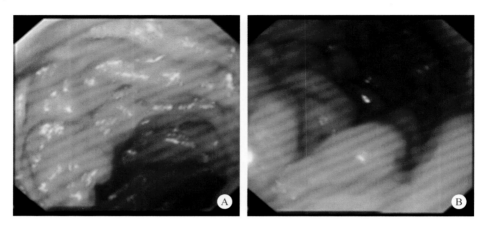

图2-6-17　胃镜十二指肠镜

A.胃体黏膜充血水肿，考虑为门脉高压性胃病；B.食管见曲张静脉，直径＞5mm，曲张静脉表面未见红斑、糜烂。考虑为食管静脉曲张

　　病例2　患者为中年男性，自诉于半年前发现皮肤、巩膜黄染。近1个月来无明显诱因感右上腹隐痛，呈阵发性发作，疼痛无放射，未治疗。近5天来，出现夜间盗汗，无咳嗽、咳痰、午后低热、全身乏力等情况。2天前患者晨起突感恶心，呕血1次，约50ml，为暗红色血液，伴1次黑便，无发热、乏力、腹痛、腹泻等，自服药物（具体不详）后症状缓解。患者于医院就诊，查血常规示血红蛋白（Hb）133g/L，尿常规提示：红褐色尿，尿蛋白（＋），尿胆原（＋＋＋），尿胆红素（＋）。自起病以来，患者精神、睡眠、饮食尚可，小便呈浓茶水色，尿量正常，大便偏黑，半年来体重减轻5kg。既往长期大量饮酒史。查体：体温36.9℃，脉搏83次/分，呼吸频率21次/分，血压125/62mmHg。皮肤巩膜轻度黄染，腹部平坦、对称，无腹壁静脉曲张，未见胃肠型和蠕动波，腹部柔软，无压痛、无反跳痛，未触及异常肿块。肝脾未触及，肝颈静脉回流征阴性。胆囊未触及，Murphy征阴性。腹部叩诊：肝上界在右锁骨中线第五肋间，肝肾区无叩击痛，移动性浊音阴性。肠鸣音正常，4次/分。未闻及血管杂音。双下肢无水肿。医院尿液分析：尿蛋白（＋），尿胆原（＋＋＋）131μmol/L，胆红素（＋）8.6μmol/L，颜色：红褐色。血常规：Hb 133g/L，WBC 8.18×10⁹/L，PLT 106×10⁹/L。生化全套：总蛋白（TP）67.0g/L，白蛋白（ALB）33.4g/L，球蛋白（GLO）33.6g/L，谷草转氨酶（ALT）40U/L，谷丙转氨酶（AST）92U/L，胆红素（TBIL）49.9μmol/L，直接胆红素（DBIL）31.8μmol/L，间接胆红素（IBIL）18.1μmol/L。诊断：①酒精性肝硬化；②胃多发溃疡伴出血；③胆囊结石伴胆囊炎。入院后给予积极抑酸、保护胃黏膜、营养支持、保肝、退黄等对症支持治疗。患者影像学检查结果见图2-6-18～图2-6-21。

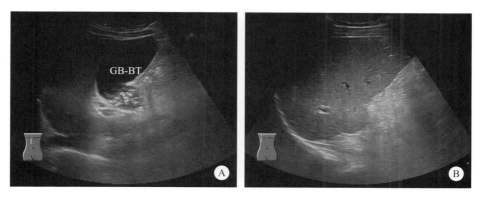

图2-6-18　腹部超声

腹部超声示：①肝脏大小、形态正常，包膜不平整，实质回声增强、增粗；②胆囊大小、形态正常，壁毛糙，囊内探及多个细小强回声。考虑为①肝硬化声像；②胆囊多发细小结石声像

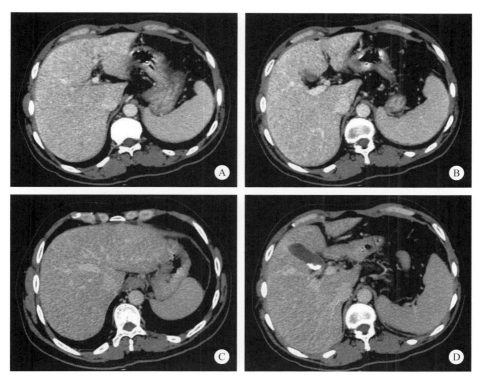

图2-6-19　CT成像

CT显示：①肝脏稍大；②胆囊不大，内见不规则致密影，胆囊壁不均匀；③脾脏增大。考虑为①肝脏稍增大；②脾大；③胆囊增大，胆囊结石

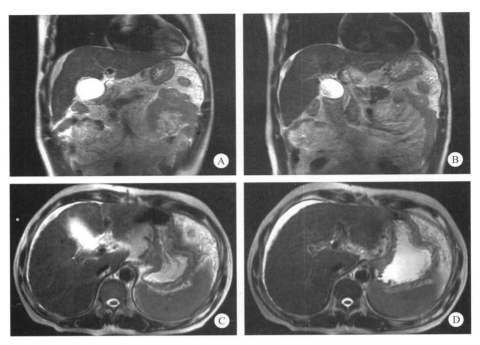

图2-6-20   MRI成像

胆囊增大，壁稍厚，囊内见多发小结石信号影，脾脏稍大，腹腔少量积液信号影。考虑为①胆囊炎，胆囊增大，胆囊多发结石；②脾大；③腹腔少许积液

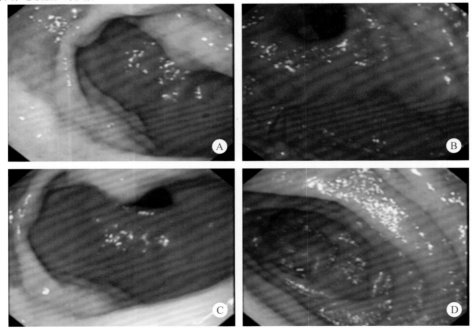

图2-6-21   胃镜检查

食管：距门齿25cm以下见2条静脉显露；贲门：松弛，E-G线清楚；胃底：黏膜充血；胃体：黏膜充血水肿；胃角：弧形，黏膜充血；胃窦：蠕动好，黏膜充血；幽门：欠圆，闭合差，未见胆汁反流；球部：球腔形态正常，黏膜未见异常；降部：黏膜未见异常。内镜诊断：食管静脉显露

病例3　患者，男，51岁，反复腹部胀痛伴右腰部疼痛2年余。患者于2年前长期饮酒后感觉全腹部胀痛，腹部胀痛为持续性，休息后疼痛无缓解，无放射痛，感恶心、呕吐，呕吐物为胃内容物，双下肢凹陷性水肿，伴右侧腰背部疼痛，遂到医院就诊，服用"中草药"（具体不详）后症状稍缓解，但仍继续饮酒，腹胀反复出现，症状逐渐加重，多次住院治疗后症状无缓解。查体：体温36.8℃，脉搏94次/分，呼吸频率20次/分，血压103/71mmHg。腹部平坦、对称，无腹壁静脉曲张，未见胃肠型和蠕动波，腹部柔软，无压痛、无反跳痛，未触及异常肿块。肝脾未触及，肝颈静脉回流征阴性。胆囊未触及，Murphy征阴性。腹部叩诊：肝上界在右锁骨中线第五肋间，肝肾区无叩击痛，移动性浊音阴性。肠鸣音正常，4次/分。未闻及血管杂音。诊断：①酒精性肝硬化；②胰腺囊肿；③胰腺占位性质待诊（黏液性囊腺瘤可能）；④胆囊息肉；⑤门静脉高压性胃病；⑥十二指肠球炎；⑦胆囊炎。患者影像学及内镜检查结果见图2-6-22～图2-6-25。

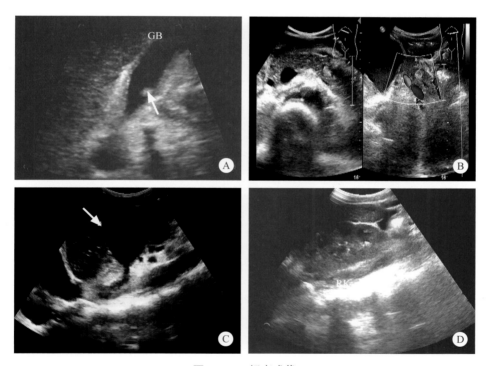

图2-6-22　超声成像

B超所见：①左肝体积增大，左右肝比例失调，包膜不平整，实质回声增粗、增强、不均匀，其内探及较多稍低回声结节；②门静脉主干内径约1.7cm；③胆囊不大，壁弥漫性增厚，毛糙，于胆囊壁上探及一稍高回声实体物向腔内凸起（A箭头）；④脾厚约5.1cm，长约13.8cm，体积增大；⑤肝周、肝肾间、脾周等探及大片无回声区（C箭头），最深处4.0cm。考虑为①慢性肝损伤声像；脾大，门静脉主干增宽，腹腔中等量积液，符合肝硬化失代偿期超声表现。②胆囊息肉样病变声像。③胆囊壁弥漫性增厚，多考虑肝脏继发性改变。GB.胆囊；RK.右肾

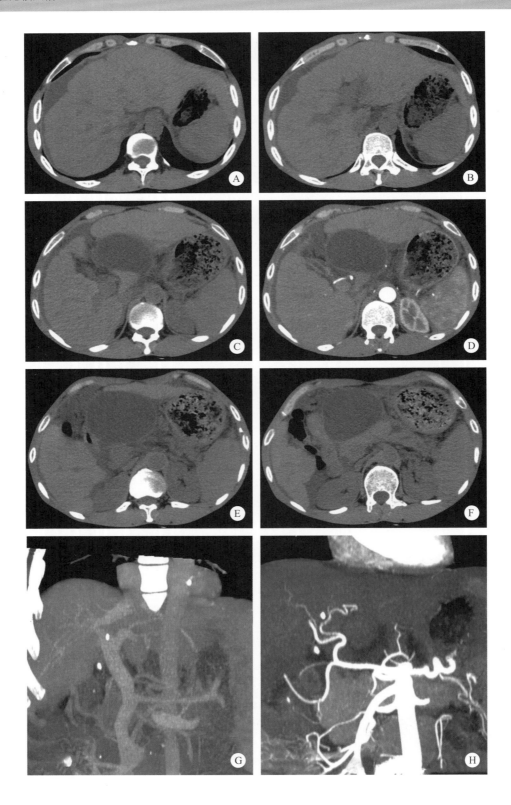

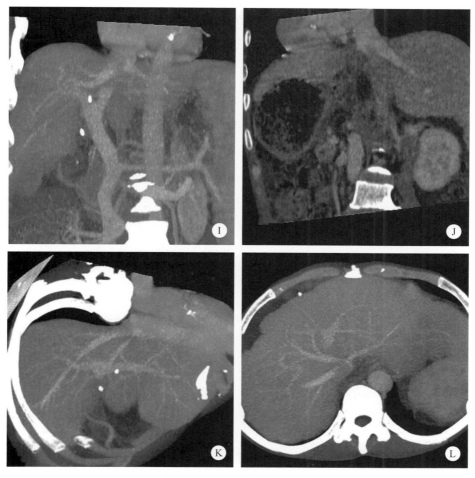

图2-6-23　CT成像

CT所见：①肝叶比例失调，左叶增大，肝裂增宽，肝边缘呈波浪状；②脾脏增大；③门静脉主干增宽；④食管、胃底静脉曲张；⑤腹腔积液。考虑为①肝硬化，脾大，门静脉高压，少量腹腔积液；②食管胃底静脉曲张

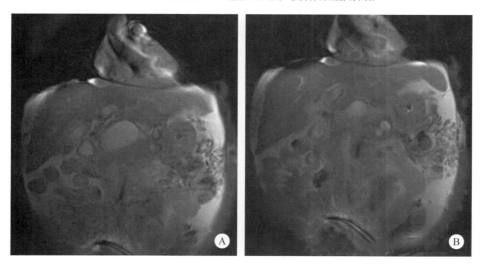

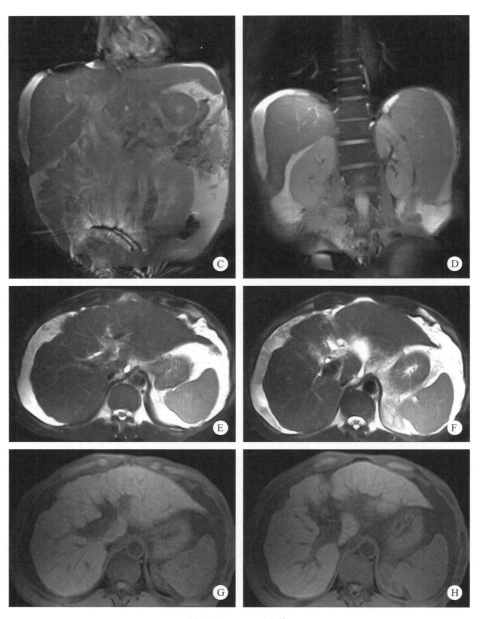

图2-6-24 MRI成像

MRI所见：肝脏左叶体积增大，各分叶比例欠佳，胆囊壁稍厚，脾脏稍大，腹腔少量积液信号影，网膜静脉曲张。考虑为①肝硬化，门静脉高压；②胆囊炎，胆囊息肉；③脾大；④腹腔积液，网膜区静脉曲张

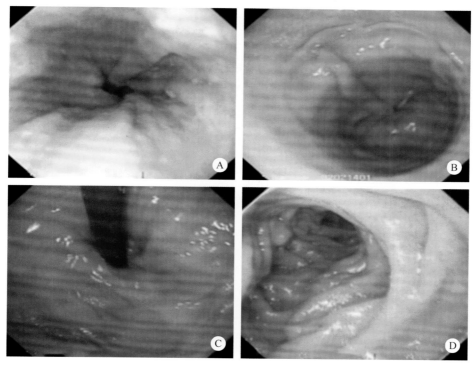

图2-6-25　内镜检查

内镜所见：①食管中段以下见4条曲张静脉，静脉增粗迂曲，曲张静脉表面未见红斑，无糜烂；②贲门开闭好，E-G线清楚；③胃底未见明显静脉曲张；④胃体黏膜充血水肿；⑤胃角弧形，黏膜充血水肿；⑥胃窦蠕动好，黏膜充血水肿；⑦幽门圆，开闭好；⑧球部球腔形态正常，黏膜未见异常；⑨降部黏膜未见异常。内镜诊断：①食管静脉曲张；②门静脉高压性胃病；③十二指肠球炎

　　病例4　患者为中年男性，近2个月来无明显诱因出现皮肤巩膜黄染，腹胀伴双下肢水肿1周。自行服用保肝药物，上述症状无明显好转。近1周来，无明显诱因出现腹胀，为全腹胀，腹胀与进食、排便无关，伴双下肢凹陷性水肿，未到医院进行诊治，自觉腹胀、双下肢水肿逐渐加重。查体：体温36.5℃，脉搏92次/分，呼吸频率20次/分，血压130/75mmHg，腹部膨隆、对称，无腹壁静脉曲张，未见胃肠型和蠕动波，腹部柔软，无压痛、无反跳痛，未触及异常肿块。肝脾未触及，肝颈静脉回流征阴性。胆囊未触及，Murphy征阴性。腹部叩诊：肝上界在右锁骨中线第五肋间，肝肾区无叩击痛，移动性浊音阳性。肠鸣音4次/分。未闻及血管杂音。尿常规：WBC 101.7/μl，RBC 17.0/μl，大便常规未见异常。血常规：WBC 9.58×10^9/L，Hb 69g/L，PLT 84×10^9/L。凝血功能：血浆凝血酶原时间（PT）23.5s，纤维蛋白原（FIB）1.54g/L，国际标准化比值（INR）2.36。生化全套：ALB 20.8g/L，碱性磷酸酶（ALP）139U/L，总胆汁酸（TBA）279.3μmol/L，总胆红素（TB）210.7μmol/L，直接胆红素（DB）148.3μmol/L，IBIL 62.4μmo l/L，Na^+ 130.0mmol/L，Ca^{2+} 1.95mmol/L。诊断：①酒精性肝硬化伴食管静脉曲张；②腹腔积液；③双肾结石；④右肾积水。患者影像学、内镜及病理检查结果见图2-6-26～图2-6-29。

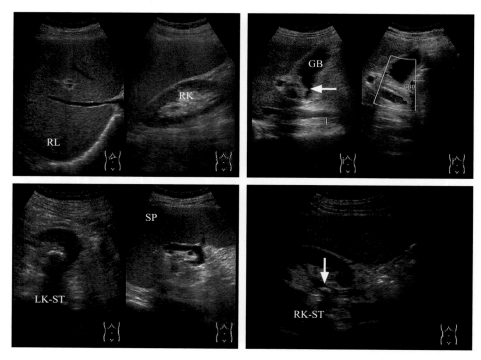

图2-6-26   超声成像

肝叶体积增大，形态饱满，实质回声弥漫性增强；胆囊大小、形态正常，壁增厚、毛糙，囊内探及多个稍高回声实体样物突向腔内；脾厚约5.0cm，脾长约17.8cm，脾静脉扩张。考虑为①慢性肝损伤声像；②胆囊多发息肉样病变声像；③脾大，脾静脉增宽声像。RL.右肝；RK.右肾；GB.胆囊；SP.脾；LK-ST.左肾结石；RK-ST.右肾结石

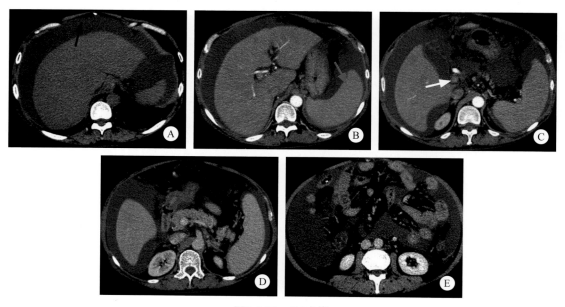

图2-6-27   CT成像

CT所见：①肝脏缩小，各叶比例失调，左叶增大，肝裂增宽；②胆囊增大，内见点状高密度影；③脾脏增大（B箭头）；④门静脉主干增宽，直径约11.0cm；⑤食管、胃底静脉曲张；⑥腹腔积液。考虑为①肝硬化；②脾大；③门静脉高压（C箭头）；④食管胃底静脉迂曲；⑤胆囊增大，胆囊结石；⑥腹腔积液（A箭头）

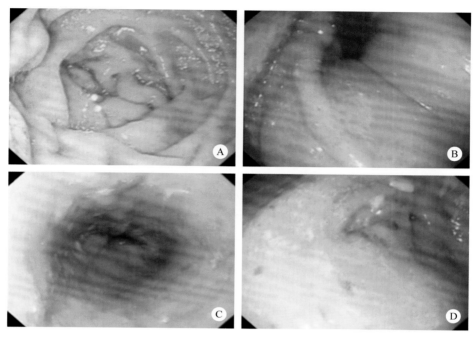

图2-6-28　内镜检查

内镜所见：①食管中段以下见3条曲张静脉，静脉增粗迂曲，曲张静脉表面未见红斑，无糜烂；②贲门开闭好，E-G线欠清；③胃底未见明显静脉曲张；④胃体黏膜肿胀，充血水肿；⑤胃角弧形，黏膜呈斑片状充血水肿；⑥胃窦蠕动好，黏膜片状充血糜烂；⑦幽门圆，开闭好；⑧球部球腔形态正常，黏膜未见异常；⑨降部黏膜未见异常。内镜诊断：①食管静脉曲张；②糜烂性胃炎伴胃排空延迟

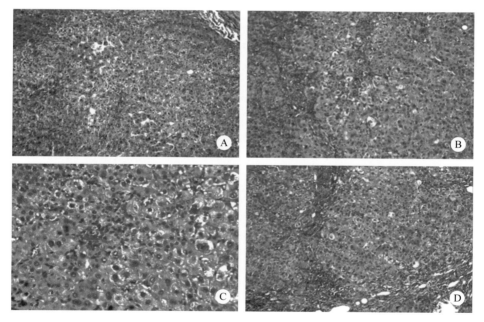

图2-6-29　病理检查

镜下所见，正常肝小叶结构消失，代之以大小不等的假小叶。假小叶内肝细胞常有不同程度的变性和胆色素沉着。假小叶间的纤维间隔较宽且厚薄不均，其内有较多的炎症细胞浸润和增生的胆小管。A、B、D为100×，C为400×

　　病例5　患者为中年男性，既往患酒精性肝硬化。患者于2天前无明显诱因出现反复呕血，为鲜红色血液，量为2200ml，解黑便，量为500g。伴头晕、出汗、晕厥、腹痛，呕血呈非喷射状，无反酸、嗳气、腹胀、发热、皮疹，到急诊科就诊，给予止血、输血治疗，仍有出血，入院。第二天患者再次吐血，为鲜红色血液，量约500ml，解黑便量200g。查体：体温36.7℃，脉搏110次/分，呼吸频率21次/分，血压94/60mmHg。神志清楚，精神差，能对答，贫血貌，皮肤巩膜轻度黄染，睑结膜苍白。腹部稍膨，未见胃肠型及蠕动波，无腹壁静脉曲张，腹软，无明显压痛，无反跳痛，肝脾肋下未触及，未触及异常肿块，肝区轻叩痛。肠鸣音3次/分。双下肢无水肿。病理征未引出。血细胞分析：WBC $10.43\times10^9/L$，Hb 63g/L，PLT $112\times10^9/L$。血细胞分析（10h后）：WBC $4.93\times10^9/L$，Hb 48g/L，PLT $45\times10^9/L$。急诊肝功能提示：TP 36.0g/L，ALB 19.3g/L，AST 79U/L。凝血功能：PT 20s，INR 1.63，FIB 1.56g/L，抗凝血酶Ⅲ（AT-Ⅲ）活性44.3%。血细胞分析：Hb 66g/L，PLT $54\times10^9/L$。诊断：①酒精性肝硬化失代偿期；②食管胃底静脉曲张破裂出血。粪便常规＋潜血，予以胃镜下食管静脉套扎术，食管静脉、胃底静脉人体组织胶注射术止血，抑酸补液对症支持治疗。患者影像学及病理检查结果见图2-6-30～图2-6-33。

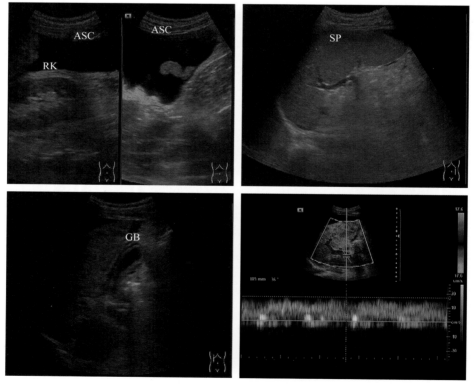

图2-6-30　超声成像

超声所见：①肝体积增大，形态饱满，包膜不平整，实质回声增粗、增强、不均匀，其内探及较多稍低回声结节；②门静脉主干内径约1.2cm；③胆囊不大，壁弥漫性增厚；④脾厚约4.8cm，脾长约13.1cm，体积增大；⑤肝周、肝肾间、脾周等探及大片无回声区，最深处6.0cm。考虑为①慢性肝损伤声像；脾大，腹腔中等量积液，符合肝硬化失代偿期超声表现。②肝脏多发占位；③胆囊壁弥漫性增厚，多考虑肝脏继发性改变。RK.右肾；GB.胆囊；SP.脾；ASC.腹水

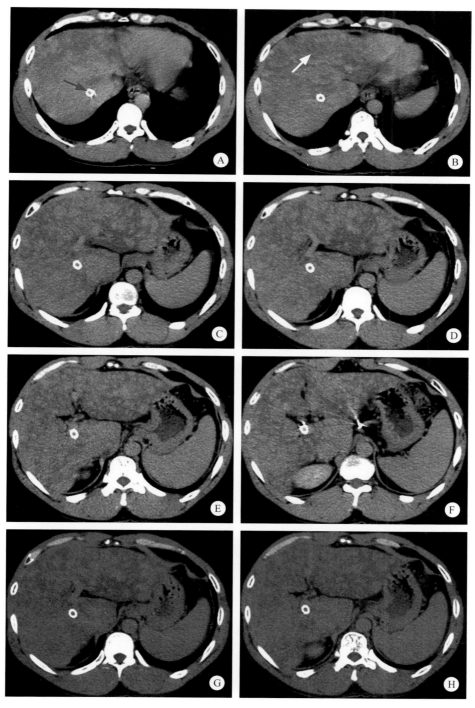

图2-6-31 CT成像

CT所见：①肝脏缩小，肝叶比例失调，左叶增大，肝裂增宽，肝内见多发类圆形、斑片状结节（B箭头），延迟期稍减退；②脾脏增大；③门静脉主干增宽；④脐静脉、食管、胃底静脉曲张；⑤肝右静脉与脐静脉间见一支架（A箭头）。考虑为①肝硬化，脾大，门静脉高压；②食管胃底静脉迂曲；③肝内多发结节，考虑再生结节部分癌变；④TIPS术后，支架通畅

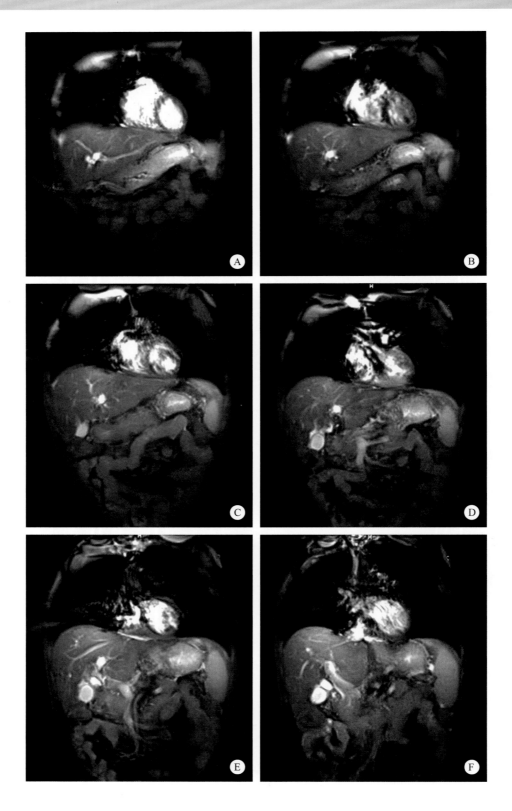

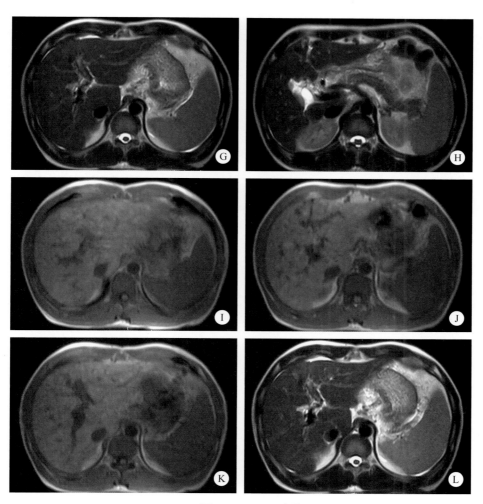

图2-6-32　MRI成像

MRI所见：①肝脏各叶比例失调，左外叶及尾状叶增大，方叶缩小，肝实质内可见多发短T_1等T_2信号结节；②门静脉主干增宽，食管胃底静脉、脾静脉及腹壁浅静脉迂曲；③腹腔内见少许液体信号影。考虑为①肝硬化，肝多发再生结节征象；②脾大，门静脉高压；③腹腔少许积液

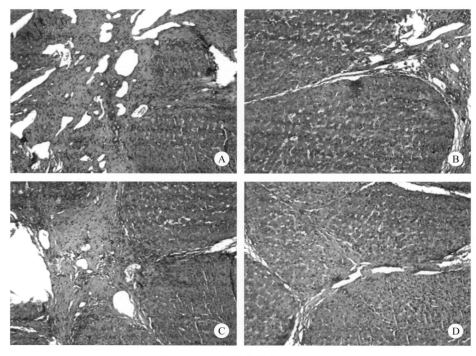

图2-6-33　病理成像（100×）

酒精性肝硬化；镜下可见：肝细胞水肿，组织结构紊乱，并见纤维组织增生，汇管区淋巴细胞浸润，可见假小叶形成

第三节　血吸虫性肝硬化

　　血吸虫性肝硬化（schistosomal cirrhosis）多见于我国南方地区，是由于血吸虫感染引起的，成熟虫卵被肝内细胞吞噬并逐渐变为纤维细胞，形成纤维性结节，大量沉积在肝内，见于血吸虫病的晚期。其发病历程一般分为急性期、慢性期和晚期。急性期机体反映出一种过敏状态，会出现如便秘、食欲不振、腹泻、腹痛、呕吐、咳嗽、弛张热、肝脾轻度增大、胸痛等症状，慢性期临床主要表现为黏液血便、慢性腹泻、肝脾大、贫血、性欲减退、月经紊乱等。晚期多有门静脉高压，可发生胃底、食管曲张静脉出血等。其主要病理变化发生于潜伏期后，从幼虫发育成长、产卵后开始，由于虫卵毒素及机械性的刺激，引起静脉炎，尤其是在肠系膜、结肠和肝脏，虫卵所产生的病变比成虫所引起的更严重、更广泛。由于虫卵主要分布于肝内门静脉分支附近，纤维化使门静脉阻塞，导致门静脉高压为其主要特征。血吸虫性肝硬化伴有门静脉高压、乙型肝炎病毒感染、门静脉血栓等症

状。此外，血吸虫性肝硬化还会导致免疫功能改变。可通过免疫学检查，以及超声、CT、肝活检、乙状结肠镜检和直肠活检等检查确诊。

病例1 患者为老年女性，10天前无明显诱因出现腹胀、纳差、腹围增加，以下肢水肿为主，之后水肿向膝关节、大腿进展。尿量减少至500～600ml/d，尿液深黄色。伴有胸闷、气促，平卧后呼吸困难。大便次数减少，2～3日排便1次，每次量50～100g，黄色稀便。患者有血吸虫疫区接触史，诉患血吸虫病40年、高血压1年、2型糖尿病3年，"阑尾炎切除术后"14年。查体：慢性肝病病容，一般状况差，结膜无苍白，巩膜轻度黄染。全身淋巴结无增大。颈前、胸壁未见蜘蛛痣。蛙腹，未见腹壁静脉曲张，未见胃肠型、蠕动波，腹软，上腹部轻压痛，无反跳痛，大量腹水，肝脾触诊不清，Murphy征阴性。肝、肾区无叩击痛，液波震颤阳性，肠鸣音1～2次/分，减弱。双上肢手掌、双下肢大腿以下对称性凹陷性肿。血常规示：WBC 3.9×10⁹/L，中性粒细胞70.2%，PLT 70×10⁹/L；生化检查示：ALB 33.7g/L，GLO 40.8g/L，ALT 115IU/L，AST 236.01IU/L，AST/ALT 2.1，TBIL 56.6μmol/L，DBIL 27.8μmol/L，IBIL 28.8μmol/L，SCr 92.0μmol/L，NH₃ 112.0μmol/L，C-反应蛋白（CRP）11.75mg/L。主要诊断：①血吸虫性肝硬化失代偿期；②肺部感染并胸腔积液；③肾囊肿；④慢性胆囊炎伴胆囊多发结石。患者影像学检查结果见图2-6-34、图2-6-35。

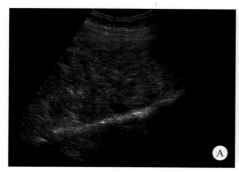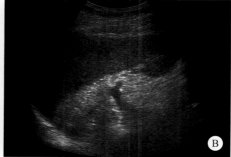

图2-6-34 腹部超声

大小正常，实质回声增粗不均，呈网格状改变，肝内管系走行迂曲，肝内胆管未见扩张，肝内未见明显占位病变。脾脏：厚约4.9cm，长约14.4cm，肝侧脾静脉内径约1.1cm，脾侧脾静脉内径约1.2cm，体积增大，实质回声均匀，其内未见异常结构。诊断：肝脏慢性弥漫性损伤声像（血吸虫性肝改变），门、脾静脉增宽，脾大

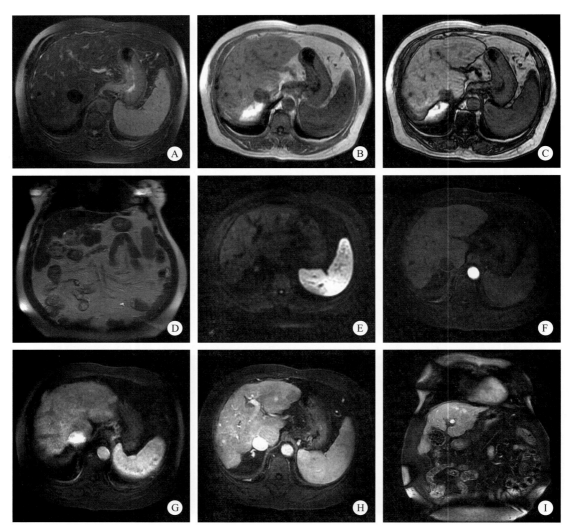

图2-6-35　CT成像

CT依次为：T₂WI横断位、T₁WI同相位、T₁WI反相位、T₂WI冠状位、DWI、增强扫描动脉期、门脉期、延迟期（2期）。肝脏体积明显缩小，肝裂增宽，肝边缘凹凸不平，各叶比例失调。肝实质信号不均，呈轻度网格样改变，DWI未见异常信号，增强扫描动脉期不均匀强化，门脉期及延迟期均匀一致强化。胆囊多发结石

病例2　患者为老年男性，腹胀、纳差5年余，加重伴双下肢水肿、少尿1周，5年前曾于医院就诊，行肝脏影像学、胃镜及直肠黏膜压片检查，确诊为"血吸虫性肝硬化失代偿期并食管胃底静脉曲张"，药物对症治疗后出院。2年前因解黑便再次就诊，诊断为"肝硬化失代偿期并食管静脉曲张出血"，给予"内镜下曲张静脉套扎治疗"。7个月前再次呕血、黑便，再次就诊，行免疫相关蛋白检查发现抗线粒体抗体M2型（AMA-M2）、gp100阳性，诊断为"血吸虫性及原发性胆汁性肝硬化失代偿期并食管静脉曲张出血"，再次给予"内镜下曲张静脉套扎治疗"。2个月前再次出现腹胀、纳差，双下肢水肿，尿量减少，给予药物对症治疗后好转。1周前无明显诱因再次出现腹胀、纳差，伴乏力、双下肢水肿，尿量减少为每天约800ml，无恶心、呕吐、呕血、黑便、发热、腹痛、咳痰、咳嗽。既往患"前列腺增生"8年、"血吸虫性肝硬化失代偿"5年、"原发性胆汁性肝硬化"1年。查体：肝病面容，全身皮肤巩膜无黄染，全身浅表淋巴结无肿大。双前臂可见散在瘀斑，可见肝掌，未见蜘蛛痣，右侧乳腺发育，可触及3cm×3cm包块，质软，边界清楚，无异常分泌物，腹膨隆，未见腹壁曲张，移动性浊音阴性。未见胃肠型及蠕动波。腹肌软，右侧腹部压痛，无反跳痛。Murphy征阴性。触及脾大，未触及肝、肾及其他肿块。双下肢踝关节轻度凹陷性水肿。患者影像学检查结果见图2-6-36、图2-6-37。

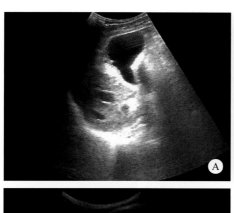
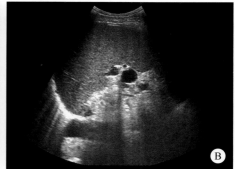
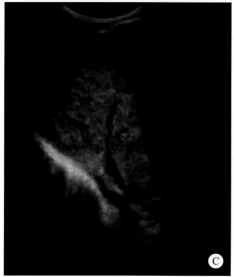

图2-6-36　腹部超声

大小正常，实质回声增粗不均，呈网格状改变，肝内胆管未见扩张，肝内未见明显占位性病变。门静脉主干内径约1.3cm，管壁光滑，CDFI、CDE示门静脉充盈良好，未见充盈缺损，脉冲多普勒（PW）示$V = 18cm/s$；脾脏：厚约4.9cm，长约14.4cm，肝侧脾静脉内径约1.1cm，脾侧脾静脉内径约1.2cm，体积增大，实质回声均匀，其内未见异常结构。盆腔探及液性无回声区，厚约1.3cm，透声好。诊断：肝脏慢性弥漫性损伤声像（血吸虫性肝改变），门、脾静脉增宽，脾大，少量腹腔积液（肝硬化失代偿期）。CDFI、CDE显示血流信号，CDFI.彩色多普勒超声；CDE.彩色多普勒能量图

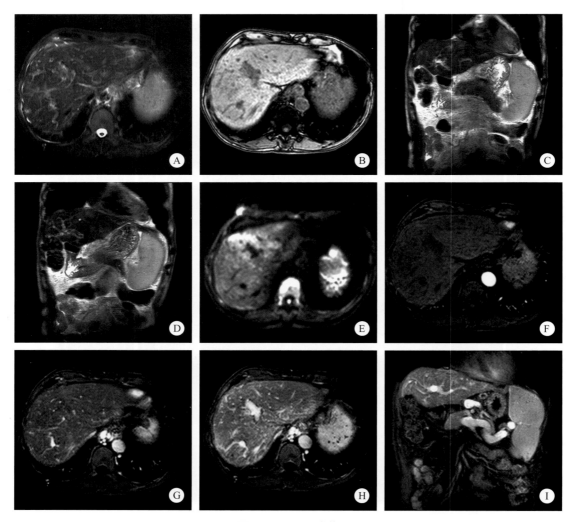

图2-6-37　MRI成像

A～I依次为T₂WI横断位、T₁WI横断位、T₂WI冠状位（2）、DWI、增强扫描动脉期、门脉期、延迟期（2期）。肝脏体积略缩小，肝裂增宽，肝边缘凹凸不平呈波浪状，各叶比例失调。肝实质信号不均。肝左、右叶内见多发小类圆形长T₂、T₁信号囊肿，增强扫描无强化。DWI未见异常信号。脾脏体积增大，脾静脉增粗

　　病例3　患者为老年男性，自诉4年前体检发现肝硬化，当时症状明显，未系统诊治。3个月前因"腹胀"去医院就诊，查腹部CT示"肝硬化并脾大、腹水形成，食管胃底静脉曲张"。血常规提示：白细胞$3.2×10^9$/L，红细胞$4.25×10^{12}$/L，血小板$60×10^9$/L，给予对症治疗后（具体不详）腹水吸收、腹胀好转后出院。1个月前患者重体力活动后呕血2次，为鲜红色血液，量20～30ml，伴柏油样黑便3次，每次量约30ml，无出汗、头晕、黑矇、晕厥，无恶心、腹痛、心悸、胸闷、胸痛等，未予以重视。之后再次出现呕血、黑便，去医院就诊。既往：长期大量饮酒史，约500ml/d，40年前曾感染"血吸虫"。入院后胃镜检查示：①食管、胃底静脉曲张（重度）；②胃窦多发溃疡（活动期）；

③胃底息肉（未切）；④慢性非萎缩性胃炎（胃窦、胃低）；⑤十二指肠炎。主要诊断：酒精性及血吸虫性肝硬化失代偿期并上消化道出血。患者腹部超声检查见图2-6-38。

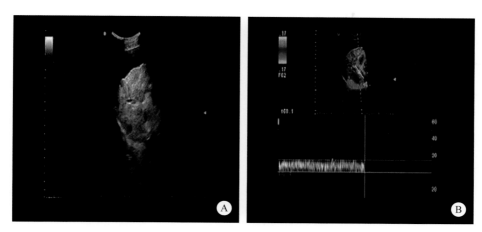

图2-6-38　腹部超声

肝脏：显示部分实质回声增粗不均，呈网格状改变，肝包膜不规整，肝内管系走行迂曲变细，肝内胆管未见扩张，肝右前叶上段探及一实性稍低回声结节，大小约1.1cm×1.0cm；三支肝静脉走行正常，管腔清晰，未见明显狭窄及异常通道，CDFI、CDE示血流充盈好，PW示频谱呈三相波频谱，流速正常。门静脉主干内径1.2cm，管壁光滑，CDFI、CDE示门静脉充盈良好，未见充盈缺损，PW示 $V=14.2cm/s$。诊断：血吸虫病性肝损伤声像，脾大，脾静脉增宽，中等量腹水（肝硬化失代偿期声像）

第七章 肝脏肿瘤

肝脏肿瘤（tumor of the liver）指发生在肝脏部位的肿瘤病变，分为恶性和良性两种。肝脏是肿瘤好发部位之一，且多发恶性肿瘤，良性肿瘤较少见。常见的恶性肿瘤为肝癌，包括原发性肝癌和转移性肝癌。最常见的肝良性肿瘤为肝海绵状血管瘤。

第一节 肝脏血管瘤

肝脏血管瘤（hemangiomas）是一种较为常见的肝脏良性肿瘤，可分为海绵状血管瘤、硬化性血管瘤、血管内皮细胞瘤、毛细血管瘤。临床上以海绵状血管瘤最多见，此病常见于中年女性，多为单发，也可为多发。伴有肝血管瘤破裂、血小板减少症和低纤维蛋白原血症、肝脏增大、肝囊肿等并发症。主要发病原因为：肝内持久性局限性静脉淤滞，引起静脉血管膨大，形成海绵状扩张、细血管组织感染后变形、肝组织局部坏死，周围血管充血扩张后形成空泡、肝内出血，血肿机化而后形成血管扩张、先天性血管瘤发育异常等。临床表现为腹部包块、右上腹隐痛，出现食欲不振、恶心、呕吐、嗳气、食后胀饱等消化不良症状，以及肝血管瘤破裂出血、Kasabach-Merritt综合征等。根据其临床表现、B超、超声造影、螺旋增强CT等检查诊断。

病例 患者，女，39岁，头晕1月余。无明显诱因出现头晕，为视物旋转，偶有右上腹阵发性刺痛，怕油腻，无头痛、喷射性呕吐，无发热、气促、胸闷等不适，到医院就诊，诊断为肝左外叶血管瘤，在全身麻醉下行腹腔镜下肝左外叶切除术＋胆囊切除术。患者影像学及病理检查见图2-7-1～图2-7-4。

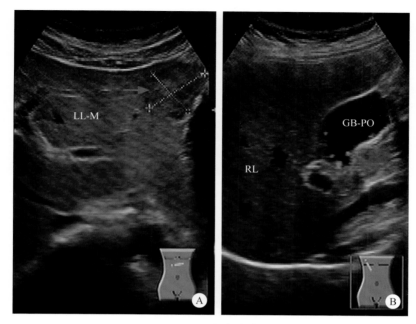

图2-7-1 超声成像

超声示：肝脏大小、形态正常，包膜平整，实质回声欠均匀，于肝左外叶探及一大小约3.3cm×2.5cm实质非均质稍高回声结构（A箭头），边界欠清，形态欠规则。LL-M.肝左叶包块；RL.肝右叶；GB-PO.胆囊息肉

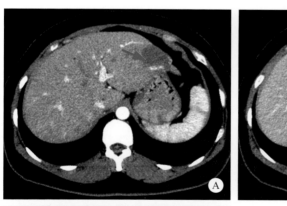

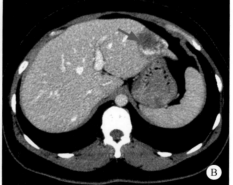

图2-7-2 CT成像

肝脏大小、形态及各叶比例正常，肝左内叶见一类圆形稍低密度影（箭头），大小约4.5cm×3.1cm，增强动脉期边缘点片状强化，门脉期及延迟期强化范围渐向中央延伸，造影剂"早出晚归"。CT增强扫描肝血管瘤中造影剂呈现"早出晚归"的机制：由于血管瘤瘤体腔隙壁多很薄，造影剂进入较多，而腔壁内缺乏肌肉组织，造影剂停滞较久，且可以逐渐弥散。因此CT增强扫描时表现为造影剂延迟填充，最终表现为与肝实质等密度改变。但也有极少数病例表现为CT增强不明显，或完全不强化。这是由于瘤体腔壁厚，腔隙过小，造影剂不易进入或进入较少。部分病例表现为部分强化与部分无明显强化的混合病灶，这是瘤体由厚壁与薄壁两种内型共同组成所致

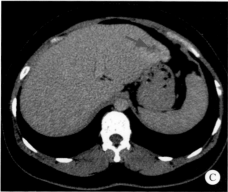

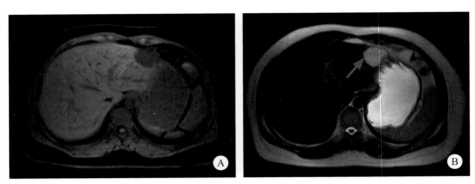

图2-7-3　MRI成像

肝脏大小、形态、各分叶比例未见明显异常，肝左外叶（Ⅱ～Ⅲ段）见类圆形稍长 T_1 稍长 T_2 信号影（箭头），边界清楚，大小约2.86cm×3.89cm×3.13cm

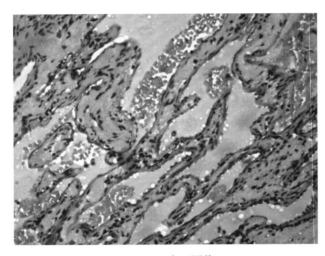

图2-7-4　病理图像

肝脏海绵状血管瘤。图为典型的肝脏海绵状血管瘤病理结构：由大小不等的血窦腔组成，其间为结缔组织间隔包绕，血窦腔内衬内皮细胞，图示为100×

第二节　原发性肝癌

　　原发性肝癌（primary hepatic carcinoma）简称肝癌，是最常见的恶性肿瘤之一，发病人群一般为40～50岁男性。其发病机制尚未确定，目前一般认为与病毒性肝炎、肝硬化，以及食物和水等所含化学致癌物质（黄曲霉素）和遗传因素有关。原发性肝癌按病理形态分为结节型、巨块型及弥漫型；按病理学分型可分为肝细胞肝癌、胆管细胞肝癌及混合型肝癌，其中肝细胞肝癌常见；按转移途径可分为肝内和肝外转移。癌细胞经门静脉在肝内传播，形成癌栓后阻塞门静脉引起高压。临床表现为肝区疼痛，多为持续性刺痛、钝痛或胀痛，右上腹疼痛最为常见；肝脏增大，呈进行性、质坚硬、边缘不规则、表面凹凸不平有大小不同的肿块或结节；全身及消化道症状，主要表现为肝区疼痛、乏力消瘦、食欲减退、肝脏增大；后期可出现黄疸、腹腔积液、出血、恶病质及全身衰竭、血管杂音等。早期原发性隐蔽性较高，很难发现，超声、CT和MRI等影像学检查和肝癌血清标志物（AFP等）检测有助于诊断。

病例1　患者，男，36岁，于2天前无诱因出现上腹部疼痛，呈间歇性绞痛，伴胸痛，无发热、胸闷、呼吸困难，无恶心、呕吐、腹胀、腹泻。去医院就诊，查体：体温36.3℃，脉搏93次/分，呼吸频率22次/分，血压107/73mmHg。神志清楚，精神尚可，腹部平坦、对称，无腹壁静脉曲张，未见胃肠型及蠕动波，腹部柔软，上腹部轻压痛，无反跳痛，未触及异常肿块。MRI提示：①肝左外叶占位性病变，性质倾向于恶性，肝癌可能，需结合临床；②脾大，腹腔少量积液，胃底静脉扩张，多考虑为肝硬化失代偿期；③胆囊炎并胆盐沉积。诊断为"肝左叶肝细胞肝癌"。在全身麻醉下行"左肝外叶部分切除＋脾切除术"。患者影像学及病理检查结果见图2-7-5～图2-7-8。

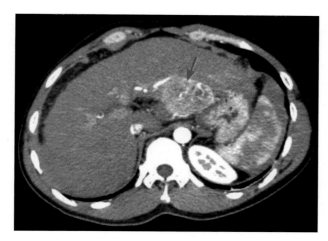

图2-7-5　术前CT成像

肝脏缩小，肝叶比例失调，左叶增大，肝裂增宽，肝边缘呈波浪状，肝左外叶边缘低密度肿块（箭头），大小约6.4cm×4.6cm×6.6cm，外凸生长，密度不均。动脉期不均匀强化

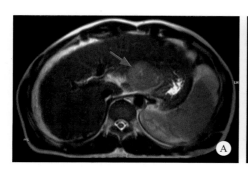
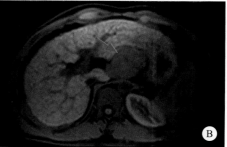

图2-7-6　术前MRI成像

肝脏比例失调，边缘欠光整，肝左叶增大，肝裂增宽，肝实质内见弥漫多发斑片状稍短T_1信号影，肝左外叶上段可见一块状稍长T_1、稍长T_2信号影，病灶（箭头）突出于肝轮廓外，大小约4.7cm×4.7cm

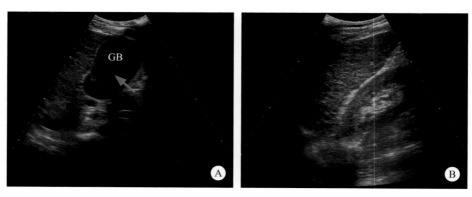

图2-7-7　术后超声成像

肝左外叶部分切除术后。残余肝实质回声弥漫性增粗不均匀，肝左外叶探及多个强回声（术后改变）。肝内管道结构显示清晰，未见明显狭窄或扩张。胆囊（箭头）大小约7.2cm×4.7cm，体积稍大，形态饱满，壁毛糙。囊内未见明显异常回声，胆汁透声好

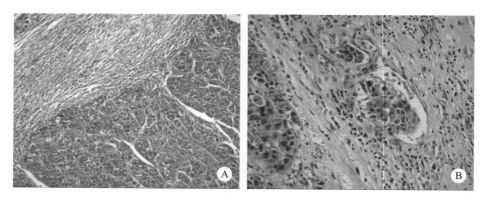

图2-7-8　术后病理检查

（左肝）肝细胞肝癌，粗梁型，组织学分级Ⅲ级，肿瘤伴有坏死（约占10%）；肝癌微血管侵犯（MVI）评级为M2；肝硬化；自取肝脏切缘未见癌。A为100×，B为200×

病例2　患者为中年女性，近3个月来反复出现头晕、头痛、视物旋转，尤以头部转动、变换体位、行车时为甚，无腹痛、腹泻、腹胀、乏力、盗汗、低热等不适。5天前上述症状再发加重，伴呕吐3次，呕吐物为胃内容物，于当地医院就诊，查体：体温36.5℃，脉搏75次/分，呼吸频率19次/分，血压103/71mmHg，心率75次/分，律齐，各瓣膜听诊区未闻及杂音。腹部平坦、对称，无腹壁静脉曲张，未见胃肠型和蠕动波，腹部柔软，无压痛、无反跳痛，未触及异常肿块。诊断为肝右叶原发性肝细胞肝癌，在全身麻醉下行"肝Ⅴ、Ⅵ段切除术＋胆囊切除术＋胆道探查术"。患者术前及术后影像学及病理检查结果见图2-7-9～图2-7-12。

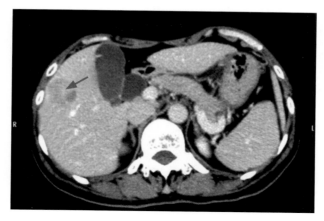

图2-7-9　术前CT成像

术前CT示：肝脏形态、大小正常，肝脏多发点状钙化，肝右前叶下段结节低密度灶（箭头），结节周围见假包膜，大小约4.1cm×3cm

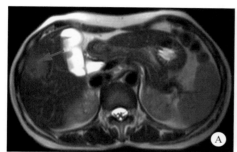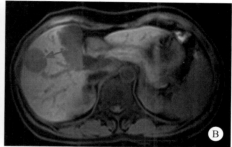

图2-7-10　术前MRI成像

术前MRI示：肝右前叶下段见类圆形（箭头）稍长T_1稍长T_2信号影，大小约2.99cm×3.25cm×3.78cm；肝实质内见多发小点状长T_1长T_2信号影，增强后未见明显强化

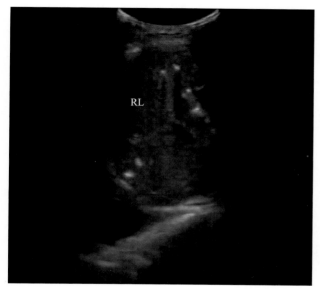

图2-7-11　术后超声成像

术后腹部超声示：肝脏仅部分显示，显示部分肝脏包膜平整，实质内探及多个强回声，大者长径约0.7cm。肝内管道结构显示清晰，未见明显狭窄或扩张。RL.肝右叶

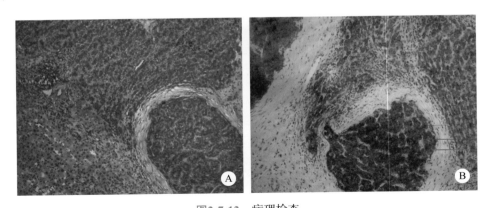

图2-7-12　病理检查

病理示:(右肝Ⅴ段)肝细胞系肝癌,细梁型和粗梁型混合,组织学分级Ⅱ～Ⅲ级;MVI评级为M1,图为100×

　　病例3　患者为老年男性,患者家属于3个月前发现患者体形消瘦,体重下降1kg,未给予重视;2个月前患者无明显诱因出现腹胀,伴乏力、厌油;无腰背部放射痛,无发热、黄疸、恶心、呕吐、咳嗽、咳痰、心慌、胸闷、腹痛、腹泻、里急后重等症状,遂于医院就诊,B超检查示:①肝实质回声稍增强增粗,肝右叶实性肿块,肝癌可能;②左肾囊肿。患者精神、饮食、睡眠、大小便正常,近3个月体重下降3kg,平素体健。患者影像学及病理检查结果见图2-7-13、图2-7-14。

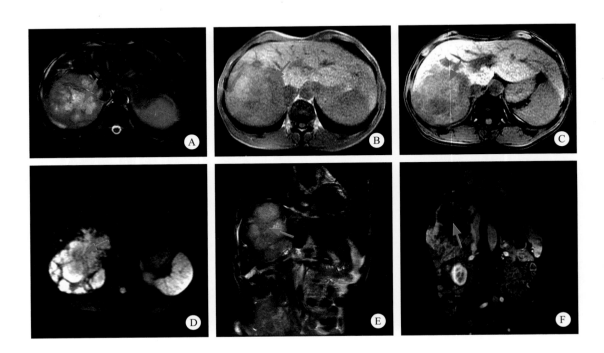

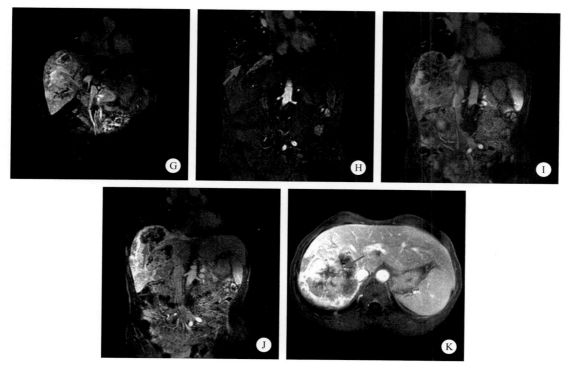

图2-7-13 MRI成像

MRI（A～K）依次为：T₂WI横断位、T₁WI同相位、T₁WI反相位、DWI、T₂WI冠状位、CE-MRA肝静脉充盈缺损、门静脉充裕缺损、动态增强（3期）、延迟期横断位。肝右叶见巨大团块状混杂信号影，大小约13.0cm×11.5cm×11.5cm，边界欠清，T₂WI实性部分呈稍高信号，囊变坏死部分呈高信号；T₁WI实性部分呈稍低信号，囊变坏死部分呈低信号。动态增强实性部分逐渐强化，囊变坏死部分未强化区。胆囊不大，壁稍厚。脾脏、胰腺未见明显异常。肝动脉增粗。门静脉右支及部分门脉主干、肝静脉近下腔静脉区域内癌栓呈充盈缺损表现。图中箭头表示肿块位置

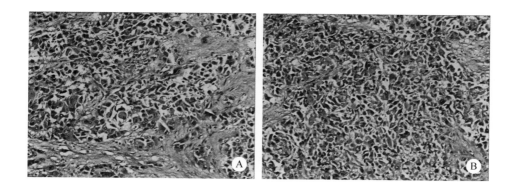

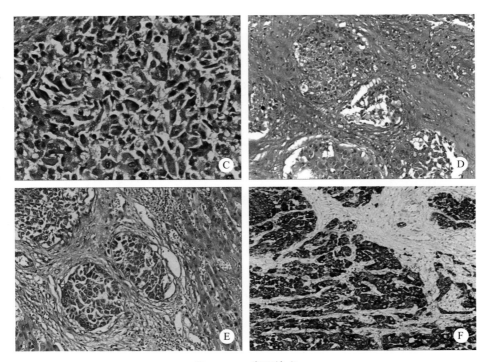

图2-7-14 病理检查

初步报告：右半肝和右肾上腺。①肝脏原发性肝癌，肿块大小约11.0cm×9.0cm×7.0cm，脉管癌栓（＋），肝脏手术断端（－），侵及肾上腺。待免疫组化分型。②胆囊慢性炎，断端（－），未见癌累及。③门静脉癌检查见癌组织。④腔静脉癌检查见癌组织。第二次报告：右半肝和右肾上腺。①肝脏中分化肝细胞肝癌，肿块大小约11.0cm×9.0cm×7.0cm，脉管癌栓（＋），肝脏手术断端（－），侵及肾上腺。②胆囊慢性炎，断端（－），未见癌累及。③门静脉癌检查见癌组织。④腔静脉癌检查见癌组织。A、B、D、E为200×，C、F为400×

病例4　患者为中年女性，因"体检发现肝占位1周"入院，查体：皮肤巩膜无黄染，浅表淋巴结未及，甲状腺不大，双侧胸廓对称，双肺呼吸音清，未闻及干、湿啰音；心率75次/分，律齐，各瓣膜区未闻及病理性杂音。腹平软，未触及包块，右上腹压痛，无反跳痛及肌紧张，Murphy征阴性，肝脾肋下未及，肝肾区无叩击痛，移动性浊音阴性，肠鸣音3～4次/分，双下肢无水肿。在全麻下行"右半肝、胆囊切除术"，术后给予保肝、补蛋白、抗感染、利尿等对症支持治疗，患者感胸闷、气促，B超示右侧胸腔中大量积液，请老年胸外科会诊后，建议行胸腔积液穿刺引流，后又于局麻下行"右侧胸腔穿刺微管引流术"，术后患者胸腔积液明显减少，复查B超，未探及明显胸腔积液。患者影像学及病理检查结果见图2-7-15～图2-7-17。

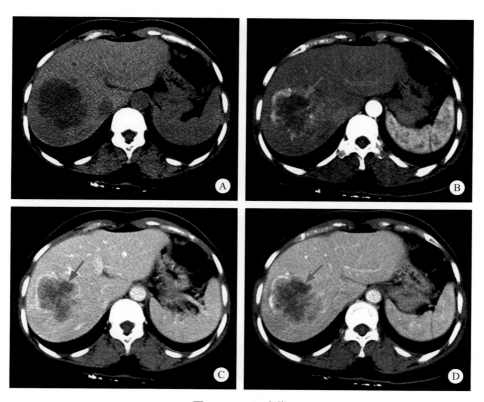

图2-7-15　CT成像

CT（A～D）依次为：平扫、动脉期、静脉期、延迟期。肝S7段类圆形低密度影呈轻度分叶状（箭头所示为病灶位置），大小约7.2cm×5.3cm，边界清，平扫CT值约30Hu，增强边缘强化，内见坏死区未强化灶，其余肝实质未见异常，肝内胆管未见扩张；胆囊形态、大小正常，壁不厚，腔内未见异常；胰腺、脾脏未见异常强化，腹膜后未见肿大淋巴结

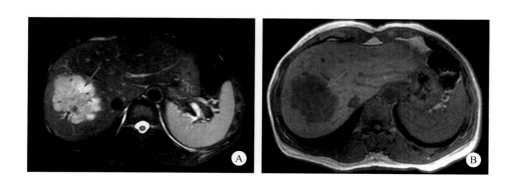

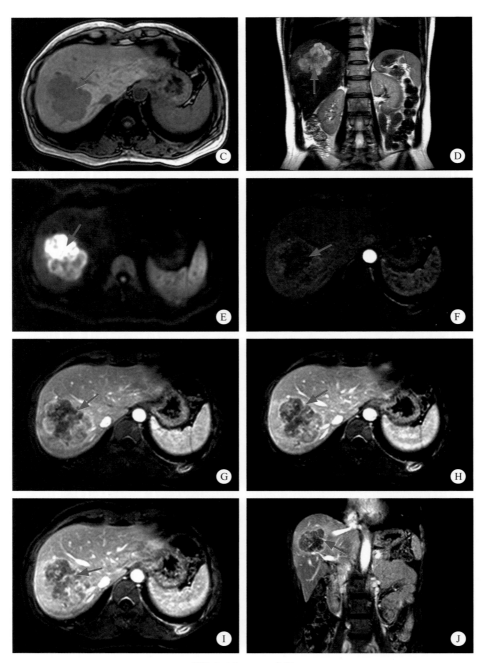

图2-7-16　MRI成像

MRI图像（A～J）依次为：T$_2$WI横断位、T$_1$WI同相位、T$_1$WI反相位、T$_2$WI冠状位、DWI、动态增强扫描（4期）、延迟期冠状位。肝脏外形不大，各叶比例适宜，肝裂无增宽，肝表面光滑，肝S$_8$段见一团块状占位，T$_2$WI呈高信号，期内夹杂低信号索条影，T$_1$WI呈低信号，动态增强呈不均匀轻度强化，延迟期实性部分强化消退，假薄膜强化，边缘不光滑，边界欠清，大小约6.8cm×6.6cm×7.1cm；箭头所示为病灶位置

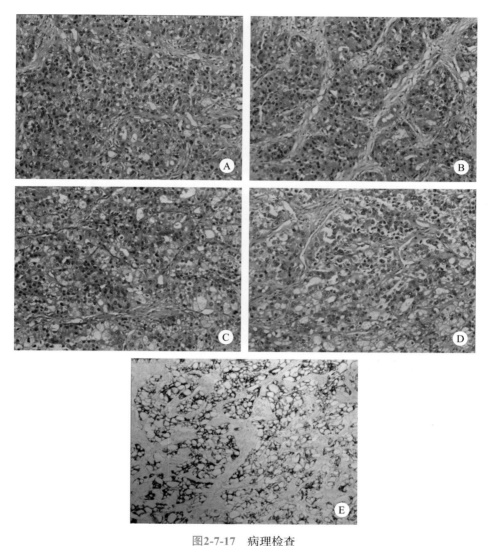

图2-7-17　病理检查

右半肝原发性肝癌，免疫组化标记结果支持透明细胞胆管腺癌。A、E为200×，B～D为400×

病例5　患者为老年女性，上腹痛10年，发现胃、肝脏占位2天。查体：全身皮肤、巩膜无黄染，全身浅表淋巴结未触及肿大，双肺呼吸音清晰，未闻及确切干、湿啰音，全腹软，剑突下有轻压痛，无反跳痛，剑突下可触及疑似包块，肝脾未触及肿大，移动性浊音阴性，肠鸣音4次/分，双下肢无水肿。行B超引导下肝脏穿刺活检，术后病检示中、低分化胆管细胞癌，结合患者影像学资料，考虑为原发性肝癌晚期（图2-7-18、图2-7-19）。

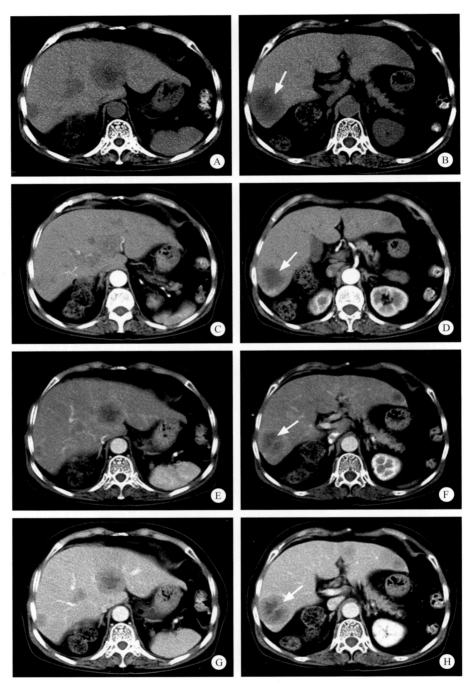

图2-7-18　CT成像

A～H依次为：平扫（2）；动脉期（2）；静脉期（2）；延迟期（2）。肝实质内见多发大小不等类圆形低密度灶，其内密度不均，中央可见更低密度液化坏死，边界欠清，较大者位于肝S₆段（白色箭头），大小约5.0cm×4.2cm，病灶增强呈环形强化，中央液化坏死未见强化，其中肝S₆段病灶内可见血管影。胆道系统无扩张；胆囊形态、大小未见异常，囊内未见异常密度灶，囊壁均匀无增厚；增强后脾、胰腺及右肾未见明显异常强化。诊断：①原发性肝脏胆管细胞癌并肝内多发转移 T3N0M1 Ⅳ期；②左肺占位并肺门纵隔淋巴结肿瘤，颈部淋巴结、脊柱异常信号性质待查；③胃底多发增生性息肉；④慢性非萎缩性胃炎；⑤高血压3级极高危组

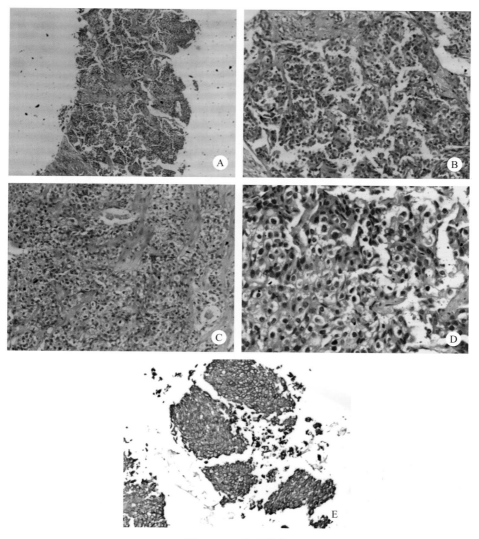

图2-7-19 病理检查

肝脏穿刺组织送检，穿刺组织中见小圆形肿瘤细胞，需行免疫组化协诊分型。原发性肝癌（肝脏穿刺组织），结合免疫组化标记结果病变支持中、低分化胆管细胞癌，因送检组织碎小，观察局限，组织学分型以术后大标本为准。A、E为100×，B、C为200×，D为400×

原发性肝癌PET-CT表现：多为单发（50%）和多结节型（40%）的边界清楚的有包膜的类圆形肿块，弥漫型少见。常为低密度，尤其是直径＞3cm时，也可为等密度，特别是直径＜3cm的结节。常有侵犯血管倾向，其中门静脉较肝静脉更易受侵，分化好的肿瘤罕见，但弥漫型几乎全部发生。间接征象包括：低密度环（代表肿瘤包膜）、肝局部轮廓突出及外生的肿块样结构。

正常肝细胞内葡萄糖6-磷酸酶活性较高，可使6-磷酸-FDG在肝内去磷酸化再分解成氟代脱氧葡萄糖（FDG）而逸出肝细胞。分化差的肝癌中葡萄糖6-磷酸酶活性较低，导致肝细胞癌灶FDG摄取活跃，表现为高及稍高代谢水平；而对于分化好的肝细胞癌，多少保留了正常肝细胞的功能，导致癌灶代谢水平不高，常表现为与正常肝实质代谢相近，出现假阴性。

总体来说，（FDG）PET-CT探测肝细胞癌的灵敏度较低，仅有45%～55%。但有研究表明，（乙酸盐）PET-CT探测肝细胞癌的灵敏度可达87.3%，与（FDG）PET-CT联合显像，则灵敏度可达100%。

> **病例6**　患者为老年男性，咳嗽、咳痰3月余，痰为白色泡沫痰，无发热、盗汗，睡眠差，伴有尿频、尿急。在医院行CT提示：①右肝下叶原发性肝癌可能（大小约6.2cm×6.3cm）；②双肾多发结石。胸部CT提示：①慢性支气管炎、肺气肿伴双肺间质性改变，右肺上叶前段、左肺上叶舌段及双肺下叶片絮状密度增高影，考虑感染及陈旧性病变；②右肺上叶前段钙化灶；③纵隔内多发钙化淋巴结；④双侧胸腔薄层积液；⑤双侧胸膜增厚、粘连。2年前行前列腺结石手术。10年前左眼外伤后人工晶体植入。患者为了解全身情况行PET-CT（图2-7-20）。

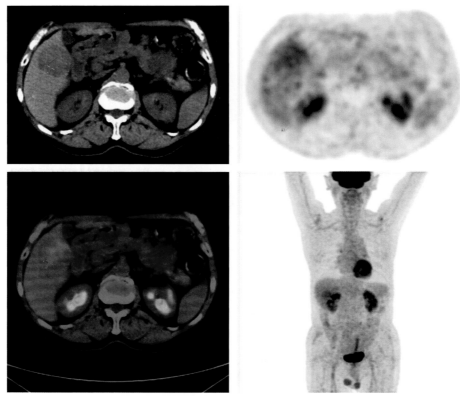

图2-7-20　PET-CT

PET-CT检查所见：肝脏S_4段见肿块影（箭头），大小约6.2cm×6.5cm，PET示轻度放射性浓聚，SUV_{max}为2.9cm，病灶内部密度不均匀，边缘尚清，邻近S_5段受侵，肝脏左外叶胆管轻度扩张。诊断：肝脏S_4段肿块影，葡萄糖代谢轻度增高，多考虑恶性病变，邻近S_5段受侵，建议活检；肝脏左外叶胆管轻度扩张。患者后于外院行手术切除病变，病检示肝癌，具体病理类型不详

病例7　患者为老年男性，体检发现肝脏占位入院，ALT 90.60IU/L（参考值：9～50IU/L），AST 62.60IU/L（参考值：15～40IU/L），甲胎蛋白28.0ng/ml（参考值：＜7.0ng/ml），糖类抗原CA19-9 55.39U/ml（参考值：0～27U/ml），细胞角蛋白19片段3.48ng/ml（参考值：＜3.3ng/L），CT示肝S_8、S_1段病灶，肝细胞肝癌（HCC）与转移性肿瘤待鉴别（图2-7-21）。MRI示肝S_8、S_1段多发异常信号，多考虑HCC（图2-7-22）。现诉偶有右枕部疼痛，余未诉特殊不适。既往：酗酒30余年，每天500ml左右，高血压、糖尿病史，否认手术外伤史，否认肝炎、结核等传染病史。

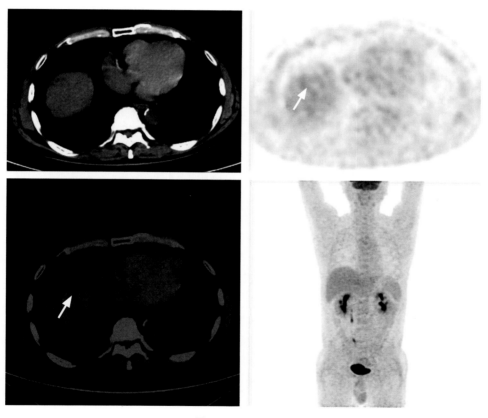

图2-7-21　PET-CT

检查所见：肝右叶S_8段见一稍低密度灶，边界尚清，大小约2.3cm×1.4cm，放射性摄取与周围肝实质一致（箭头）

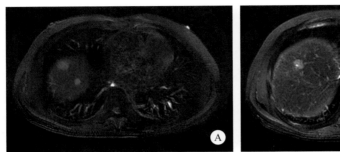
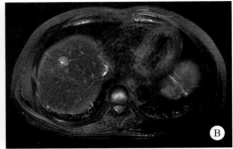

图2-7-22　MRI成像

MRI检查所见：肝S$_8$段见三个结节状长T$_2$、T$_1$信号，DWI呈高信号，增强扫描动脉期及静脉期明显强化（其余两个结节PET-CT并未明确显示）

第三节　转移性肝癌

转移性肝癌（metastatic hepatic carcinoma）又称继发性肝癌（secondary liver cancer）。转移性肝癌常因肝外原发瘤引起。全身各脏器的恶性肿瘤都可以转移至肝脏，并在肝脏形成单个或多个癌灶。恶性肿瘤可以向周围组织直接浸润或侵入血管、淋巴管及体腔，之后随之转移至各组织器官。人体各部位癌肿转移至肝脏的途径有门静脉、淋巴路、肝动脉和直接浸润4种。肝脏转移癌早期无明显的症状和体征，晚期其症状和体征与原发性肝癌相似，无肝硬化，右上腹或肝区胀痛或不适，肝脏增大，如触及肿瘤结节，其质地坚硬并可有触痛；晚期可有黄疸、腹腔积液和恶病质等表现。上述表现程度稍轻，发展较慢，并发症较少，通常会有食欲不振、腹胀、发热和消瘦、乏力等。肝功能和肿瘤标志物检测，以及超声、CT、MRI等影像学检查对诊断有重要帮助。

病例1　患者，女，53岁，于10余天前无明显诱因出现腹痛，为中上腹间歇性疼痛，无牵涉痛、放射痛，7天前出现巩膜黄染。无发热、寒战，无恶心、呕吐，无腹痛、腹泻。患者自起病以来，精神差，饮食尚可，睡眠差，大小便正常，体重减轻5kg。入院后行胰十二指肠切除术。术中冰冻示壶腹部低分化腺癌，浸润十二指肠壁全层，侵及胰腺组织。患者行术前、术后影像学及病理检查结果见图2-7-23～图2-7-28。

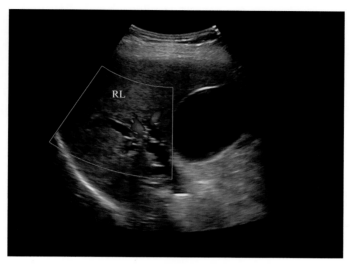

图2-7-23　超声成像

肝外胆管：显示段内径约1.7cm，长度约6.1cm，段内透声差，于显示段末端（胰头后方）隐约探及一低回声结构，大小约2.6cm×8.1cm，边界欠清，形态欠规则，与十二指肠分界欠清；RL.肝右叶

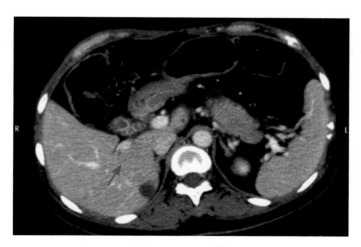

图2-7-24　CT成像

壶腹部不规则混杂肿块影不均匀强化，邻近间隙多发增大淋巴结，部分融合增大强化，邻近肠壁、胰头及胆总管下段壁，分界不清，轻度强化，胆总管下段及胆囊管局部壁稍增厚、腔变窄，轻度强化，肝外、内胆管及胰管扩张。图中红色箭头表示肿块

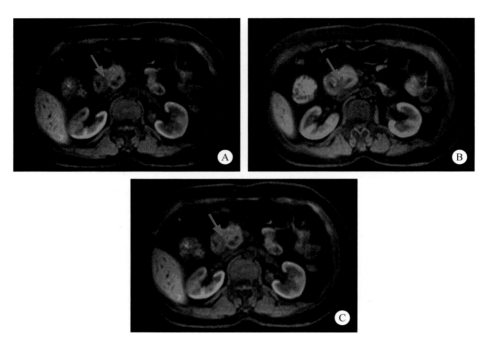

图2-7-25　MRI成像

十二指肠乳头部见等T_1、稍长T_2信号肿块影（箭头），大小约2.6cm×1.5cm，DWI呈稍高信号，ADC呈稍低信号，增强呈渐进性中度不均匀强化，病灶与胰头部分界不清

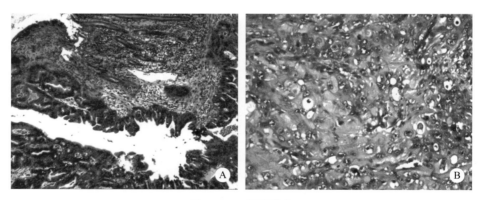

图2-7-26　病理检查

HE染色考虑十二指肠乳头来源低分化腺癌，肿瘤细胞浸润十二指肠壁全层。图示为100×

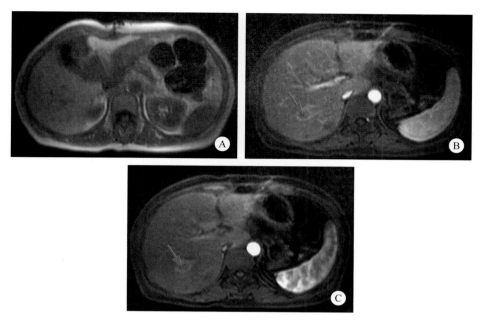

图2-7-27 术后MRI成像

胰十二指肠术后2个月复查MRI：肝形态未见明显异常，实质信号在同反相位相减后明显增高，右叶见多发大小不等的长T_1长T_2信号影，大者位于Ⅵ段，大小约2.0cm×1.5cm。肝Ⅵ段见小片稍长T_1稍长T_2信号影，边界模糊，大小约2.10cm×1.82cm，动态增强扫描以环形强化为主，部分实质有所强化。箭头表示肿瘤位置

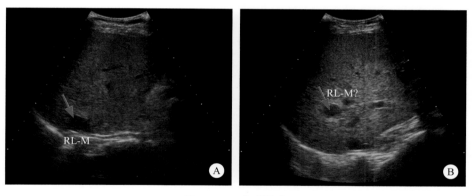

图2-7-28 术后超声

胰十二指肠术后2个月复查超声：肝脏大小、形态正常，包膜平整。实质回声细密、增强，肝右后叶探及一无回声结构，大小约2.4cm×1.7cm，壁薄界清，其内透声好。另于肝右后叶上段探及一低回声结构，大小约1.4cm×1.2cm，边界欠清楚，边缘欠规整，其内及周边未引出明显血流信号。箭头表示肿瘤位置；RL-M.肝右叶包块

　　肝转移瘤PET-CT表现：常表现为多发结节，但也可能表现为孤立性结节（原发性结肠癌最有可能导致孤立性转移），多发性结节可以形成融合肿块，弥漫性结节转移灶可有类似肝硬化表现，尤其是化疗后。病灶常为低密度病变，但可并发出血、中央坏死或囊性变，如果有出血或含高蛋白，可表现为高密度，钙化则最常见于结肠和卵巢的黏液性腺癌及甲状腺髓样癌。

　　PET对肝转移癌的诊断具有较高的灵敏度，特别是CT不能确定的病灶，原因可能是肝转移癌癌细胞为非肝细胞源性，细胞内葡萄糖6-磷酸酶活性不高，所以代谢明显高于正常肝细胞。虽然各种原发性肿瘤的病理类型和生物学特性不同，但总体来说不同原发性肿瘤的肝转移灶代谢无统计学差异。

　　病例2　患者为中老年男性，因吞咽困难入院就诊，CT提示：食管下段癌及贲门癌，伴肝脏及周围多发淋巴结转移。行6个疗程化疗及30次放疗后复查。患者PET-CT检查结果见图2-7-29。

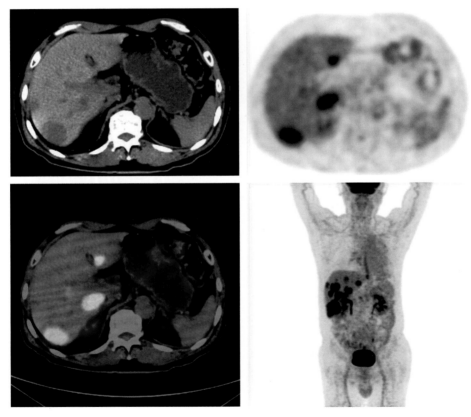

图2-7-29　PET-CT

PET-CT检查所见：肝内见多发大小不等低、稍低密度结节及肿块影，部分病灶边界不清，融合成团，其中较大者位于S_6段，大小约5.6cm×3.5cm，上述病灶放射性摄取异常增高，SUV_{max}为10.8。PET-CT诊断：肝内多发糖代谢增高灶，考虑转移

第四节　肝　腺　瘤

　　肝腺瘤（adenoma of liver）亦称肝细胞腺瘤（HCA），是较少见的肝脏良性肿瘤，由

肝细胞和胆管细胞构成。按其细胞来源可分为：肝细胞腺瘤（肝腺瘤）、胆管腺瘤、胆管囊腺瘤和混合型腺瘤。肝腺瘤可为单发性或多发性，且多发群体为年轻女性。肝腺瘤的发病原因至今尚未查明，发病可能与性激素紊乱有关，婴幼儿患者可能与先天胚胎发育异常有关。后天性因素可能与肝硬化、肝细胞结节状增生有密不可分的关系，而目前多认为口服避孕药是后天性肝腺瘤的主要致病原因。临床表现随肿瘤大小、部位及有无并发症而不同，根据临床表现分为腹块型和急腹症型。肝腺癌早期常无明显症状，多在查体或上腹部其他手术中被发现。肿瘤较大、压迫邻近器官时，可出现上腹胀满、纳差、恶心或隐痛等症状。上腹部发现肿块，表面光滑，质较硬，多无压痛，可随呼吸上下移动。若为囊腺瘤则触之有囊性感。瘤内出血时，出现发作性右上腹痛，伴有发热，偶见黄疸或寒战，恶心、呕吐。右上腹肌紧张、压痛。肿瘤破裂出血时，出现突发性右上腹剧痛、腹膜刺激症状，严重者可出现休克。可通过B超、CT和MRI及肝动脉血管造影等诊断。

　　病例1　患者，女，37岁，自诉3天前因"卵巢巧克力囊肿"于当地医院复查CT，结果显示肝左叶实性结节占位。患者无明显胸闷心悸、畏寒发热、腹痛、腹胀、腹泻、里急后重等症状，自诉一般状况良好，查体全身皮肤巩膜无明显黄染，双肺呼吸音清，未闻及明显干、湿啰音，心律齐，腹部平坦、对称，无腹壁静脉曲张，未见胃肠型和蠕动波，腹部柔软，无压痛、反跳痛，未触及异常肿块。肝脾未触及，肝颈静脉回流征阴性。胆囊未触及，Murphy征阴性。腹部叩诊：肝上界在右锁骨中线第五肋间，肝肾区无叩击痛。患者影像学检查结果见图2-7-30、图2-7-31。

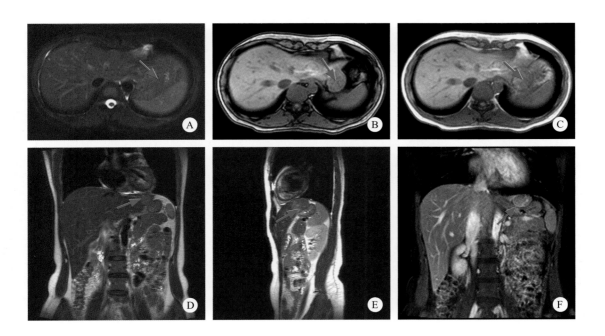

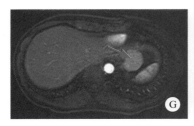 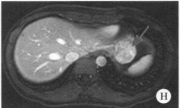 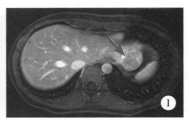

图2-7-30　MRI成像

A～I依次为：T$_2$WI横断位、T$_1$WI反相位、T$_1$WI同相位、T$_2$WI冠状位、T$_2$WI矢状位、增强扫描动脉期、门脉期、延迟期（2期）。病灶位于肝左叶（图中红色箭头），呈团块状，T$_2$WI呈稍高信号，T$_1$呈低信号，且反相位信号低于同相位。边界清，周围无水肿。增强扫描动脉期明显强化，门脉期及延迟期强化消退，大小约3.7cm×3.4cm×2.4cm，包膜强化

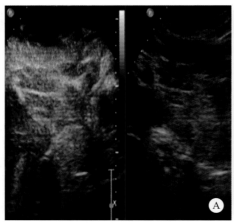 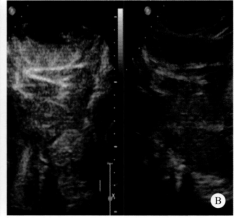

图2-7-31　超声成像

肝脏：左叶前后径约5.0cm，右叶斜厚径约11.2cm。形态、大小正常，实质回声均匀，肝内管系走行正常，肝内胆管未见扩张，肝S$_2$段探及一实性等回声结节，大小约3.7cm×3.5cm，边界不清，向包膜外生长。门静脉主干内径约1.2cm，管壁光滑，CDFI、彩色多普勒能量图（CDE）示门静脉充盈良好，未见充盈缺损，PW示 $V = 22cm/s$。经肘静脉注射造影剂声诺维2.0ml，肝实质开始增强时间12s，病灶开始增强时间12s，病灶动脉期呈高增强，19s达高峰，门脉期37s开始消退呈等增强，延迟期呈等增强。超声造影提示：肝S$_2$段实性结节（肝腺瘤可能）

病例2　患者为中年男性，自述2年前无明显诱因间断出现右中腹隐痛，空腹时加剧，进食后可缓解，伴黑便，无腹痛、恶心、呕吐，无发热、胸痛、胸闷、心悸。突发剑突下持续绞痛，伴发热，最高体温达38.5℃，给予药物治疗后，间断腹部隐痛，小便泡沫状，再次入院治疗。既往"乙肝性病毒性肝炎"。腹部平坦、对称，无腹壁静脉曲张，未见胃肠型和蠕动波，腹部柔软，中下腹部轻压痛、无反跳痛，未触及异常肿块。肝脾未触及，肝颈静脉回流征阴性。胆囊未触及，Murphy征阴性。腹部叩诊：肝上界在右锁骨中线第五肋间，肝肾区无叩击痛，移动性浊音阴性。肠鸣音正常，全身皮肤巩膜无黄染，双肺呼吸音清，未闻及明显干、湿啰音，心律齐。双下肢轻度水肿。尿常规：尿蛋白（1＋）。主要诊断：①肝脏Ⅳ段肿瘤腺瘤；②乙肝性病毒性肝炎。患者影像学检查结果见图2-7-32、图2-7-33。

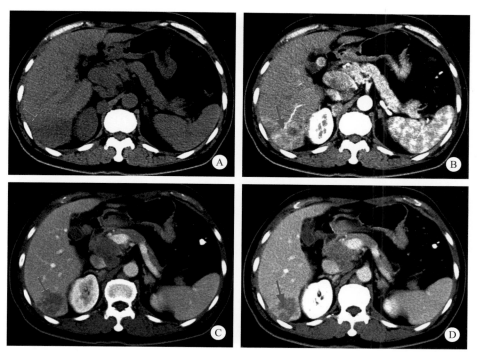

图2-7-32 CT图像

CT（A～D）依次为：平扫、动脉期、静脉期、延迟期。肝脏形态、大小未见异常，病灶位于S$_6$段（箭头），形态不规则，呈低密度影，边界欠清，大小约为4.6cm×3.4cm，周围未见水肿，增强扫描动脉期明显不均匀强化，似见供血血管，门脉期及延迟期强化明显消退。腹膜后淋巴结肿大，部分融合，形态不规则，边界不清，密度及强化方式与肝内病灶一致

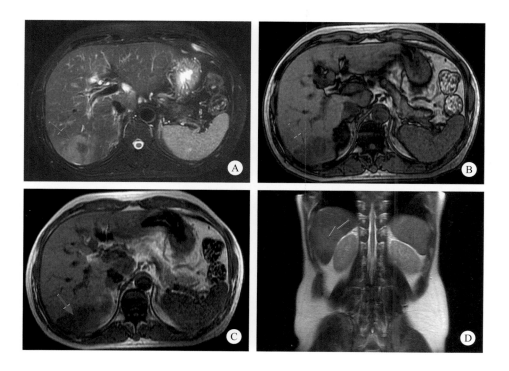

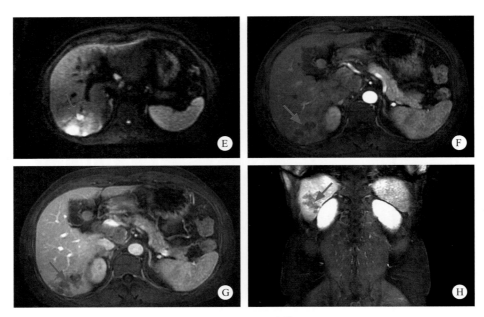

图2-7-33　MRI成像

A～H依次为：T_2WI横断位、T_1WI反相位、T_1WI同相位、T_2WI冠状位、DWI、增强扫描动脉期、门脉期、延迟期。肝脏形态、大小未见异常，表面尚光滑。病灶位于肝S_6段，形态不规则，边界不清，大小约为8.3cm×6.4cm×4.3cm。病灶（箭头）密度不均，T_2WI呈稍高信号，T_1WI呈低信号，DWI呈高信号，期内可见不规则分隔。增强扫描动脉期病灶边缘及期内分隔明显强化，门脉期及延迟期内可见不强化囊变坏死区。下腔静脉及腹主动脉周围、肝门区、腹膜后多发大小不等的肿大淋巴结，其中腹膜后淋巴结部分融合，强化与肝内病灶一致

　　病例3　患者为青年女性，3个月前无明显诱因出现腹部疼痛不适，为绞痛（尤以进食后疼痛明显加重），卧位时减轻，疼痛自行缓解，反复发作，病程中无恶心、呕吐、腹胀、乏力、厌油、腹泻、尿黄、肤黄等症。曾于医院就诊，腹部彩超示肝右叶实性占位，性质待定（图2-7-34）。建议行增强CT进一步检查。腹部平坦、对称，无腹壁静脉曲张，未见胃肠型和蠕动波，腹部柔软，上腹部轻压痛、无反跳痛，腹部叩诊：肝上界在右锁骨中线第五肋间，肝肾区无叩击痛，移动性浊音阴性。肠鸣音正常。诊断：①肝脏多发占位（腺瘤可能）；②非萎缩性胃炎伴胆汁反流；③多囊卵巢综合征。患者MRI检查结果见图2-7-35。

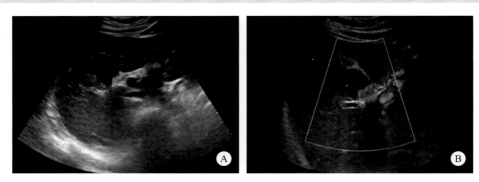

图2-7-34　超声成像

肝脏：形态、大小正常，实质回声均匀，肝内管系走行正常，肝内胆管未见扩张，肝右叶探及多个实性稍低回声结节，大者位于S_5段，大小约2.3cm×2.3cm，形态规则，边界清。诊断为肝右叶多发实性结节（性质待查，建议增强CT检查）

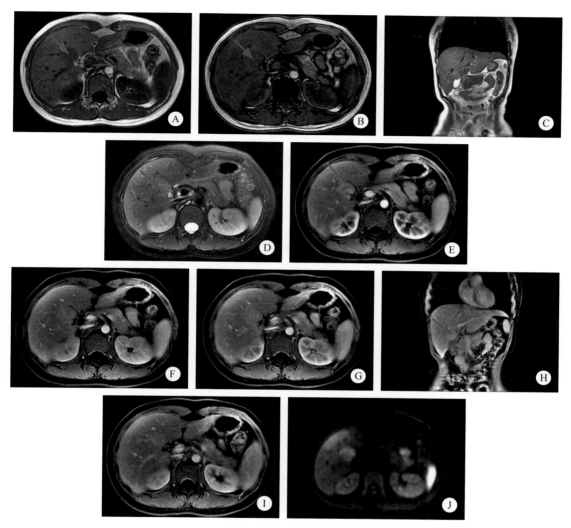

图2-7-35　MRI成像

A～J依次为：T_1WI同相位、T_1WI反相位、T_2WI冠状位、T_2WI横断位、增强扫描动脉期、门脉期、延迟期（3期）、DWI。MRI示肝表面光滑，各叶比例适中。病灶位于肝右叶S_5段（箭头），大小约2.4cm×2.6cm，T_1WI呈稍低信号，T_2WI呈稍高信号，DWI呈高信号，病灶边界清晰，周围肝实质未见水肿。增强后动脉期可见强化，延迟期强化有所消退

第三篇

肝脏移植（SD大鼠、恒河猴与人）

第八章　肝移植模型

　　肝移植手术是指通过手术植入一个健康的肝脏到患者体内，从而使终末期肝病患者肝功能得到良好恢复的一种外科治疗方式。肝移植应用于临床半个世纪以来，技术日趋成熟，众多终末期肝病患者因接受肝移植手术而获得新生。我国是肝病大国，肝移植也发展迅速，但目前每年肝移植数量仍远远无法满足患者日益增长的需求，供肝短缺问题已成为我国肝移植进一步发展的瓶颈之一。为解决这一矛盾，发展了活体肝移植技术，即将健康捐赠者的部分肝脏移植于患者体内。该技术自1989年首次成功应用以来，在全球得到推广，并取得较好的效果，与尸体供肝肝移植相比，由于供者术前肝功能正常，血流动力学稳定，并且器官保存时间短，移植物具有更好的活力。高质量的肝脏保证了手术的高成功率及手术后功能正常。

第一节　SD大鼠肝移植

　　SD大鼠原位肝移植模型是许多肝脏疾病治疗的手术方式、肝缺血再灌注损伤保护及免疫耐受等的重要实验动物疾病模型，由于SD大鼠在解剖结构、术后并发症等方面类似于大型哺乳动物，且具有廉价和更易获取等优点，被广泛用于肝移植的基础和临床研究。"双袖套管法"SD大鼠肝移植手术，因其手术时间相对缩短、成功率显著提高、易于掌握等优点至今仍被大量的学者普遍采用。

（一）麻醉

见图2-8-1。

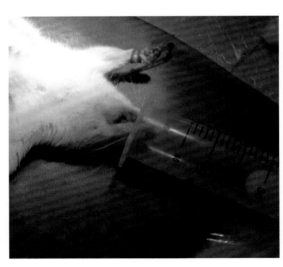

图2-8-1　SD大鼠麻醉固定

SD大鼠肝移植的麻醉：供受体均采用乙醚吸入麻醉，采用内置浸透乙醚的棉球及纱布的50ml注射器针筒，制成麻醉套筒，通过调节麻醉套筒口和SD大鼠鼻腔的距离来控制麻醉深度

（二）供体手术

（1）备皮消毒，切开并显露腹腔：胸腹部备皮，聚维酮碘消毒。取剑突至耻骨正中切口，逐层进腹，并游离剑突至根部，SD大鼠背下垫一25ml注射器针筒以获得满意的肝脏显露。自制拉钩自两侧牵开腹壁，并将肠管推至左下腹或者左侧体外用浸泡生理盐水的纱布包裹。

（2）结扎左膈下静脉（图2-8-2）。

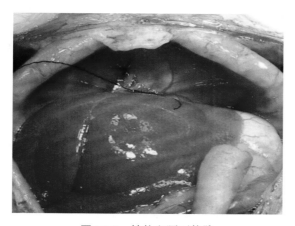

图2-8-2　结扎左膈下静脉

游离肝镰状韧带和三角韧带，显露左膈下静脉并在靠近膈肌根部用5-0丝线结扎剪断，此处易于损伤左膈下静脉导致出血，应加倍小心

（3）灌注肝脏：复原肝脏各叶位置，保证肝脏无扭转后，在腰静脉汇入下腔静脉处，游离出腹主动脉，用留置针穿刺入腹主动脉约2cm，拔出留置针芯，以2～3ml/min的速度缓慢推注0～4℃的灌注液25ml，同时迅速剪开大鼠胸腔，并剪断SD大鼠膈上下腔静脉和用血管夹阻断SD大鼠胸主动脉，在灌注肝脏时要注意以0～4℃保存液不时地淋在肝脏表面，以迅速降低肝脏表面温度，自肝上下腔静脉（suprahepatic vena cava，SVC）流出的灌注液呈清亮无色时，灌肝基本结束。

（4）游离胆总管、门静脉、幽门静脉和脾静脉，内置胆道支撑管（图2-8-3A），游离肝下下腔静脉（图2-8-3B）。

（5）取出供肝，冰盒内保存（图2-8-4）。

（6）修整肝脏，放入套管和缝线（图2-8-5）。

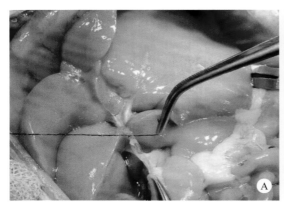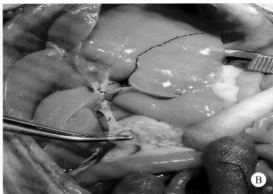

图2-8-3　A.灌注后的供体肝脏并内置胆道支撑管；B.准备剪断下腔静脉

游离并结扎剪断左肝叶至食管的静脉交通支，切开小网膜，游离出肝脏尾叶，暴露出肝下下腔静脉和第一肝门，将胆总管和门静脉游离，沿门静脉分别游离出肝动脉、幽门静脉和脾静脉，5-0丝线分别结扎肝动脉和幽门静脉，在距左右肝管汇入胆管约2cm处斜行剪断胆管，近肝端置入拉伸后的长约1.5cm硬膜外胆道支撑管，5-0丝线于管外打结固定，分别结扎并剪断肝动脉和幽门静脉。游离肝下下腔静脉至左肾静脉分支处，显露右肾静脉，游离右肾上腺静脉丛，并于靠近汇入下腔静脉根部结扎，剪断右肾上腺静脉，分别双重结扎并剪断右肾动脉和右肾静脉，在左肾静脉开口处剪断下腔静脉

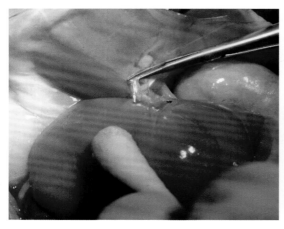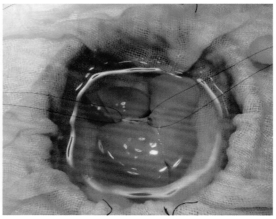

图2-8-4　紧贴膈肌剪开肝上下腔静脉　　　　　图2-8-5　修整好并挂线备用的供肝

在肝上下腔静脉汇入膈肌处，紧贴膈肌环形剪开肝上下腔静脉，不要求保留膈肌环，剪刀数不宜多，以4剪刀为宜，在脾静脉汇入门静脉处剪断门静脉，在左肾静脉汇入下腔静脉处剪断下腔静脉，以0～4℃保存液冲洗肝脏表面血迹后迅速放入盛有0～4℃保存液的自制冰盒中保存

修肝要求全程在保存液平面下进行，以血管钳夹持套管手柄，用橡皮泥固定血管钳后，将供肝门静脉自套管内拉出外翻套在5F套管上，套管外用5-0丝线双重结扎固定，要求套管柄在上以利于下一步套入，同法将下腔静脉套在7F套管上，套入后进一步检查有无扭转，检查无扭转后分别在肝上下腔静脉左右角处各穿入8-0血管缝线一根（带针），不打结备用

（三）受体手术

（1）备皮、消毒及开腹同供体。

（2）结扎左膈下静脉，置入胆道支撑管，游离门静脉和肝下下腔静脉，结扎右肾上腺静脉丛，游离肝上下腔静脉。

同法游离肝脏镰状韧带和三角韧带，显露左膈下静脉并双重结扎剪断，游离并结扎剪断左肝至食管的静脉交通支，切开小网膜，游离出肝脏尾状叶，暴露第一肝门后，细心游离出胆管，于左右肝管汇合处剪断胆管，在肝脏远端侧置入未拉伸之胆道支撑管，游离肝动脉，结扎并在靠近肝脏一侧剪断，游离门静脉至显露清楚，上应能看到门静脉入肝的左右分支，下应该至幽门静脉平面；暴露下腔静脉入肝处并游离此处下腔静脉至右肾静脉平面，游离右肾上腺静脉丛，并在紧贴汇入下腔静脉处予以结扎并离断，游离肝上下腔静脉，其后置入1-0丝线备用。

（3）驱肝内血入循环，阻断肝上下腔静脉，移除受体肝脏。

血管夹在肝下下腔静脉靠近右肾静脉平面处夹闭下腔静脉，同样在靠近幽门静脉处用血管夹夹闭门静脉，左手持夹闭门静脉的血管夹，稍拉紧门静脉，右手用一内盛5ml生理盐水的5ml注射器在门静脉入肝分支处穿刺入门静脉，匀速推注2～3ml常温生理盐水以达到将肝脏内血液推入SD大鼠体内循环之目的，一般均可见肝脏颜色迅速由鲜红色变为淡黄色，于推注末拉起预置在肝上下腔静脉后的丝线，以防肝上下腔静脉内的血液反流入肝内，腔静脉阻断钳紧贴膈肌阻断肝上下腔静脉，注意勿钳夹肺叶，并尽可能少地钳夹膈肌，以最大可能地减少对SD大鼠自主呼吸的影响（图2-8-6），腔静脉阻断钳手柄用橡皮泥固定，用显微剪小心地紧贴肝脏剪断肝上下腔静脉，紧靠门静脉分叉处剪断门静脉，于肝下下腔静脉入肝平面上约2cm处将下腔静脉连同肝组织离断，移除受体肝脏。

（4）吻合肝上下腔静脉：将供肝自保存液中取出，小心移至受体肝脏原位置，立即开始缝合肝上下腔静脉，并在缝合过程中不时以冰盐水淋洒在供肝表面，将原先预留在供肝肝上下腔静脉左右角的血管缝线分别和受体的肝上下腔静脉残端的左右角做对应缝合并结扎，注意此处打结在血管腔外，以左侧的血管缝线向右侧做连续缝合后壁，缝至右侧角缝线处时，拉紧后壁并和右侧缝线打结后连续缝合血管前壁（图2-8-7），缝合至前壁约3/4时，向

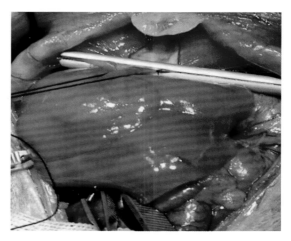

图2-8-6　驱赶受体肝脏内血液入循环后阻断肝上下腔

缝合的肝上下腔静脉内注入冰盐水以排出气泡，勿提拉缝线，连续缝合至左角处和原线头打结，剪断左右角之缝合线，至此肝上下腔静脉吻合完毕。

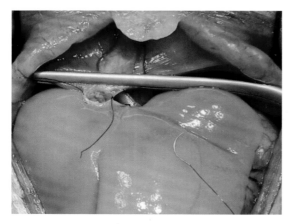

图2-8-7　吻合肝上下腔静脉后壁完成

（5）吻合门静脉和下腔静脉：立即用血管钳夹住门静脉袖套管管柄，快速松开夹闭门静脉之血管夹并立即夹闭以排出门静脉上段的高凝血约0.2ml后，肝素生理盐水冲洗残端口无积血和气泡，摆正门静脉袖套管口和门静脉残端位置，于套管下预留5-0丝线，显微镊两把，提起门静脉残端套在门静脉袖套管上，观察无扭转和气泡后，5-0丝线打结固定，门静脉吻合完成。立即松开夹闭门静脉之血管夹，开放门脉血供，可见肝脏颜色迅速转红，小心松开肝上下腔之腔静脉阻断钳并移开，

至此无肝期结束。立即用血管钳连同肝下下腔静脉和袖套管管柄一并夹闭，同门静脉一样，松开血管夹放出少许下腔静脉高凝血后，以肝素生理盐水冲洗残端，于套管下预留5-0丝线后，将套管放入下腔静脉残端里，观察无扭转和气泡后打结固定，下腔静脉吻合完成。

（6）对合胆管：取出受体胆管内预留的支撑管，以血管钳固定供肝胆道支撑管后，将受体胆道残端套在供肝之胆道支撑管上，外用5-0丝线打结固定，并将供受体胆管外的固定线相互打结，以防支撑管脱出，至此胆道对合完毕（图2-8-8）。

（7）补液：拉出大鼠阴茎，在阴茎背静脉处以5ml注射器穿刺注入温林格液1～2ml。

（8）关腹：清理腹腔，复原腹腔内各脏器位置，腹腔内注入含氨苄青霉素50mg的生理盐水1ml。1-0丝线连续缝合，先缝合腹壁肌肉层，再缝合皮肤，关腹毕，松开固定大鼠之橡皮筋，大鼠应能自主翻身活动。

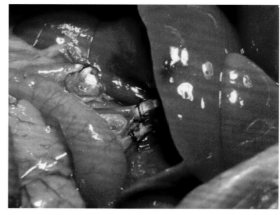

图2-8-8　门静脉、下腔静脉和胆管对合完毕

（四）术后处理

（1）复温：置于单笼内，笼内放置新鲜干燥垫料，外用烤灯照射复温，连续照射至SD大鼠毛皮干燥、精神恢复、走动较活跃时，撤除烤灯，置于常温环境下饲养。

（2）饲养：术后12h内不给食物，5%葡萄糖溶液（GS）喂食，12h后给予平常饲料喂养。

第二节　恒河猴肝移植

　　寻找诱导免疫耐受的新方法，是克服移植排斥反应的最佳途径。国内外对寻找诱导免疫耐受的新方法进行了大量的探索，在多种动物模型，如小鼠、大鼠、猪、犬中均曾不同程度地诱导出免疫耐受，但是随着各种耐受诱导手段在人体尝试的不断失败，人们意识到人体的免疫系统较其他动物而言更加难以调控，诱导人体免疫耐受的条件要比动物苛刻得多。临床免疫调节出现的种种问题提示诱导免疫耐受可能存在某种理论上的障碍。产生这种困难性差异的原因尚不明确，但是至少部分原因在于人体免疫系统要远比其他动物复杂。恒河猴的免疫系统与人的免疫系统很相似，两者分子具有很高的同源性。以恒河猴为对象的研究更具理论价值与临床应用前景。

　　建立恒河猴肝移植模型是一项困难的工作，恒河猴由于体型等因素对于无肝期要求更高，通常认为无肝期最好能控制在30min之内，而30min内手工吻合肝上下腔静脉、肝下下腔静脉及门静脉非常困难。只吻合肝上腔静脉，门静脉和肝下腔静脉用袖套导管的方法恢复其连续性，用这种双袖套法建立模型平均无肝期更容易控制。

（一）麻醉

　　恒河猴气管插管麻醉具体见图2-8-9。

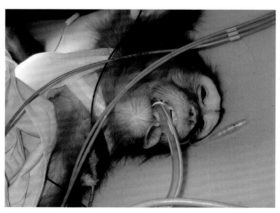

图2-8-9　气管插管麻醉
静脉注射0.5ml/kg浓度为3%的戊巴比妥麻醉，气管插管，麻醉呼吸机维持呼吸

（二）供肝切取

　　腹部十字大切口进腹，分离显露腹主动脉，腹主动脉插入灌注管至肾动脉水平，试灌注含肝素钠的组氨酸-色氨酸-酮戊二酸盐（HTK）液。分离显露肠系膜下静脉，7号

针头穿刺血管夹夹持固定肠系膜下静脉灌注针，试灌注含肝素钠的HTK液。剪开膈肌进入胸腔，显露胸主动脉后阻断，胸腔内剪开心脏，经腹主动脉、肠系膜下静脉重力灌注4℃HTK液，当肝脏灌注为均匀土黄色时，于心房水平剪断肝上下腔静脉，剪断胸主动脉，从腹后壁上整体切取肝脏与肾脏，立即移入修肝台。具体见图2-8-10。

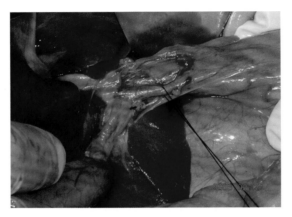

图2-8-10 处理供肝肝门，准备灌注

（三）供肝修整

分离肝肾，经肠系膜上静脉插管继续缓慢供肝灌注，胆总管穿刺，4℃HTK液冲洗胆道至胆道内无黄色胆汁流出，修建剔除膈肌组织，修剪肝上及肝下下腔静脉、门静脉及肝动脉周围结缔组织，分别经门静脉、肝动脉和腔静脉注液检查有无血管漏液，漏液处妥善结扎或缝合，门静脉放置直径5～8mm袖套管；肝下下腔静脉放置直径8～10mm袖套管（图2-8-11），胆总管置入直径约2mm支撑管。

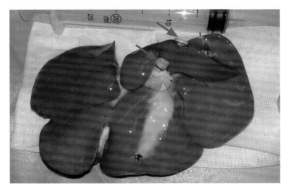

图2-8-11 置入袖套管

灌注供肝后置入肝下下腔静脉及门静脉袖套管（箭头处）

（四）受体肝脏切除

　　双肋缘下切口开腹，游离肝周韧带，分离肝门，显露肝动脉（图2-8-12），分叉处切断，高位分离显露切断肝总管，分离紧贴肝脏切断门静脉，切断肝上下腔静脉，移除受体肝脏。修整血管及胆管断端。

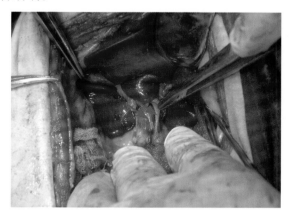

图2-8-12　分离受体肝脏肝门

分离受体肝脏肝门，显露肝动脉及门静脉（箭头）

（五）供肝植入

　　植肝前给予甲强龙抑制超急排，经门静脉置管持续滴注4℃乳酸林格液300ml，驱出供肝内的HTK液。供肝以5-0 Prolene针线连续缝合吻合肝上腔静脉。肝下下腔静脉、门静脉袖套套入，丝线捆绑固定，开放门静脉，从肝下下腔静脉放血3～5ml后阻断，排出肝内空气，开放肝上下腔静脉，恢复肝脏血流，结束无肝期。将供受体肝动脉8-10-0的带针Prolene线放大镜下端-端吻合。胆总管行支架套入吻合，全层缝合关腹。具体见图2-8-13～图2-8-16。

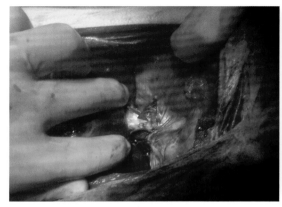

图2-8-13　吻合肝上下腔静脉

箭头表示吻合口

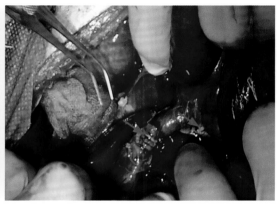

图2-8-14　双袖套法吻合门静脉及肝下下腔静脉

箭头表示吻合口

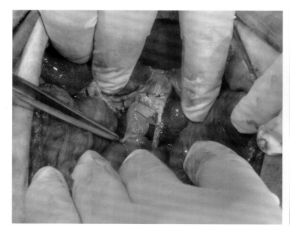

图2-8-15   吻合肝动脉

箭头表示吻合口

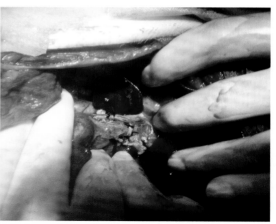

图2-8-16   内支撑管完成胆道端端吻合

箭头表示吻合口

第三节   人肝脏移植

　　肝脏移植应用于临床半个世纪以来，技术日趋成熟，众多终末期肝病患者因接受肝移植手术而获得新生。由于供者术前肝功能正常，血流动力学稳定，而且器官保存时间短，移植物具有更好的活力，高质量的肝脏保证了手术的高成功率及手术后功能的正常。下例为成人活体右半肝移植。

（一）供体手术

　　患者麻醉成功后右肋缘下切口入腹，探查腹腔，切除胆囊，经胆囊管术中造影，了解胆道走行状况。分离肝门部，显露肝门部胆管、右肝动脉及门静脉右支。游离肝周韧带，解剖显露肝上下腔静脉。解剖第三肝门（图2-8-17）。术中B超了解肝内管道走行，确定半肝切除线（图2-8-18）。超声吸引器（CUSA）离断肝脏（图2-8-19）。分离切断右肝动脉、右肝管、门静脉右支及右肝静脉（图2-8-20），断肝移除肝脏，断面止血后关腹。供肝后台经门静脉灌注UW液（图2-8-21）。冲洗胆道，修整供肝管道，检查有无漏血，称量供肝重量。

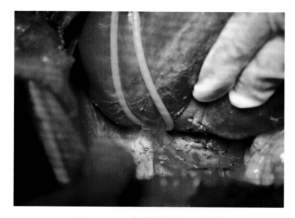

图2-8-17   分离解剖第三肝门

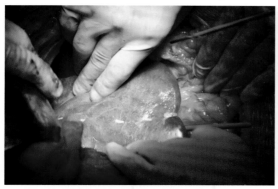

图2-8-18　确定半肝切除

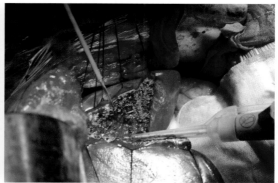

图2-8-19　超声吸引器（CUSA）离断肝脏

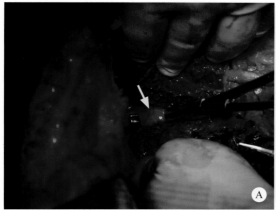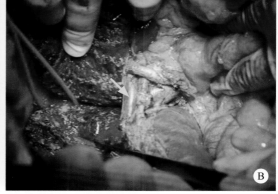

图2-8-20　准备离断肝动静脉

A.分离准备离断右肝静脉（箭头）；B.显露准备离断的右肝管、右肝动脉及门静脉右支（箭头）

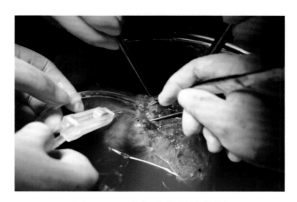

图2-8-21　经门静脉灌注供肝

（二）受体手术

切除病肝（图2-8-22），吻合供肝右肝静脉与受体腔静脉开口，吻合门静脉右支，开放下腔静脉，开放门静脉，吻合右肝动脉，开放动脉（图2-8-23）。完成胆管吻合（图2-8-24），检测无出血后关腹。

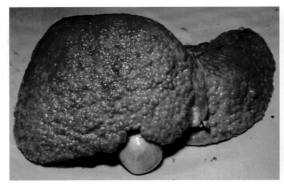

图2-8-22　切除的病变肝脏

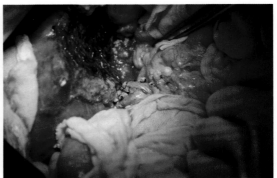

图2-8-23　开放动脉，肝脏恢复灌注，血供良好

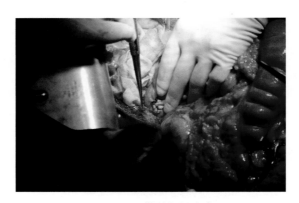

图2-8-24　供肝胆肠吻合